Der praktische Arzt und die Tuberkulose

Von

Professor Dr. Hellmuth Ulrici

Mit 4 Abbildungen

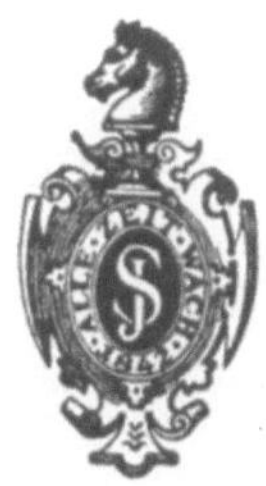

Springer-Verlag
Berlin Heidelberg GmbH
1948

HELLMUTH ULRICI
Seelow, Krs. Lebus. 28. 10. 1874

ISBN 978-3-540-01358-7 ISBN 978-3-642-86160-4 (eBook)
DOI 10.1007/978-3-642-86160-4

Ursprünglich erschienen bei Springer-Verlag OHG. in Berlin, Gottingen and Heidelberg 1948

Veröffentlicht unter der Zulassungsnummer US-W-1093
der Nachrichtenkontrolle der Militärregierung
Druck der Universitätsdruckerei H. Stürtz AG., Würzburg
5000 Exemplare

Vorwort.

Es ist schon richtig, daß die Phthise, einmal weit vorgeschritten oder gar im Endstadium, kaum noch diagnostische Fragen offen läßt und noch weniger therapeutische Chancen bietet. Und da in den Kliniken und Krankenhäusern ganz überwiegend Kranke mit schwerer Tuberkulose liegen, wird dem jüngsten Adepten Aeskulaps die Tuberkulosestation übergeben, weil die dienstälteren Ärzte bei dieser Besetzung nicht konkurrieren. Die Frühdiagnose aber, die allein Heilungsaussichten gibt und dabei so interessant wie schwierig ist, wurde in diesen Anstalten leider zum Stiefkind, das keine Pflege findet.

So ist es kein Wunder, daß der Großteil der diagnostischen Irrtümer der Internisten und Praktiker, wie diese selbst bestätigen, in der Tuberkulose liegen und nicht etwa im nicht erkannten Ca. ventriculi oder anderen schleichenden Erkrankungen innerer Organe. Die Tuberkulose, das ist des Pudels Kern, ist sehr viel häufiger als jene Krankheiten, dabei trotz ihrer Häufigkeit im Beginn schwer zu erkennen. Deshalb liegt das Tuberkuloseproblem tatsächlich beim praktischen Arzt, denn hier ist das erste Filter, das schon dicht und fest sein muß, um einen hohen Prozentsatz der diagnostischen Irrtümer auszuschalten und diese heimtückische Krankheit im Beginn zu erfassen.

Der Praktiker im ärztlichen Beruf ist heute leider immer mehr zum Arbeitskuli geworden, der bei karger Entlohnung alle schweren Lasten zu schleppen hat. Es ist ein billiger Trost, ihn auf die Erfüllung idealer Pflichten der Humanität zu verweisen. So auch bei der Tuberkulose; immer mehr von den wichtigen und einträglichen Aufgaben der Diagnostik und Therapie ist ihm von Sondereinrichtungen und Fachärzten aus der Hand genommen worden; nur der schwierigste und undankbarste Teil ist ihm verblieben. Dabei ist des praktischen Arztes Mitarbeit beim Kampf gegen die Tuberkulose heute unentbehrlicher denn je. Der Versuch, ihm seine Aufgaben zu erleichtern und ihm sogar dieses Arbeitsgebiet lieb und wert zu machen, ist gar nicht einmal so schwierig; denn bei allem Ersticken und Erliegen im Existenzkampf ist ihm dank dem wissenschaftlichen Bildungsgang unseres Berufes eine zärtliche, wenn auch gelegentlich etwas unglückliche Liebe zu wissenschaftlicher Betrachtung geblieben, und hier kann man sein Interesse immer fesseln.

Dies Büchlein will deshalb praktische Winke und Hilfen zu kritischem Denken und optimistischem Handeln geben, aber es will darüber hinaus auch versuchen, Entwicklungsgängen nachzuspüren und geheimnisvolle Zusammenhänge aufzudecken, die den Einzelfall über das Niveau einer der häufigsten und deshalb als banal angesehenen, in Wirklichkeit einer der interessantesten Krankheiten zu einem Problem für sich erheben können. Es will auch versuchen, den Arzt an das Verständnis der besonderen seelischen Verfassung, ja zuweilen seelischen Entartung der Lungenkranken heranzuführen, was ihm Gelegenheit geben möge, den Kranken von dieser Seite her zu verstehen, ihm Hilfe zu geben und Stütze zu sein.

Während das Buch ursprünglich nur auf die Diagnostik und Therapie der Lungentuberkulose abgestellt war, sind auf mehrfachem dringlichen Rat auch die extrapulmonalen Tuberkulosen in diesen Kreis der Tuberkulosen einbezogen, da es an einer auf den Praktiker zugeschnittenen Darstellung dieser so mannigfaltigen und oft diagnostisch schwierigen, dabei häufig kombinierten Erkrankungen völlig fehlt. Dem praktischen Arzt sei dieser Versuch gewidmet.

Bei dieser Aufgabe haben mich die Herren Dr. TIETZE, Chefarzt der II. Inneren Abteilung des Krankenhauses Westend, Dr. SCHULTZ, Chefarzt der Inneren Abteilung des Krankenhauses der Polizei, und Prof. GILLERT in liebenswürdiger Weise beraten und unterstützt, wofür ich ihnen zu großem Dank verpflichtet bin.

Charlottenburg, im November 1947.

H. ULRICI.

Inhaltsverzeichnis.

Schlußteil.

Einleitung.

A. Die Tuberkulose als Infektionskrankheit.

Robert Koch hatte das Tuberkuloseproblem anscheinend in einem geradezu einmaligen Siegeszuge gelöst. Diese Leistung allein reiht ihn ein in den Senat der Unsterblichen, in die Akademie der Geistesheroen naturwissenschaftlicher Forschung. Aber wie es in der Forschung nun einmal geht: aus der gelösten oder vielmehr scheinbar gelösten Fragestellung wachsen, wie Köpfe der Hydra, zwei neue hervor. Zwei?, Nein, viele! Das Problem der Rolle der Infektion wurde erneut aktuell, als die Pathologen, Naegeli an der Spitze, feststellten, daß in den Kulturländern zwar nur etwa 10% der Bevölkerung an Tuberkulose erkranken, aber 90% und mehr sich als tuberkuloseinfiziert erweisen.

Die Ansteckung an Tuberkulose erreichte nach umfangreichen Untersuchungen vor dem Kriege bei der deutschen Bevölkerung etwa mit dem 25. Lebensjahr der Individuen 100%; das nennt man die komplette Durchseuchung. Glücklicherweise bleiben etwa 90% dieser Infekte stecken, ohne jemals Krankheitsbedeutung zu erlangen, ja meist ohne dem Individuum bewußt zu werden. Die komplette Durchseuchung der Bevölkerung, also auch jene 90% bedeutungsloser Infekte ausschalten oder auch nur einschränken zu wollen, ist heute ein nicht nur überaus schwieriges, ja aussichtsloses, dazu noch überflüssiges und, wie wir noch sehen werden, nicht ungefährliches Unternehmen; die Tuberkulosebekämpfung muß vielmehr ihre Maßnahmen darauf richten, jene etwa 10% Infektionen auszuschalten oder doch einzuschränken, die zur Erkrankung an Tuberkulose zu führen drohen.

Gefährdet sind in erster Linie Kleinkinder und die Jugendlichen im Alter von etwa 16 bis zu 22 Jahren, denn diese Altersgruppen erkranken in einem hohen Prozentsatz im unmittelbaren Anschluß an die Ansteckung an fortschreitender Tuberkulose. Die Kinder im Schulalter gehören merkwürdigerweise nicht zu den hoch Gefährdeten; sie überstehen vielmehr ganz überwiegend die tuberkulöse Infektion ohne jede erkennbare Reaktion; so ist es schon das beste, wenn das Kind im Schulalter diese Infektion durchmacht, der es auf die Dauer doch nicht entgeht, und die im höheren Alter viel gefährlicher sein kann. Die Kleinkinder und die Jugendlichen vor der unmittelbaren Berührung mit ansteckend Lungentuberkulösen zu schützen, ist zwar Aufgabe des öffentlichen Gesundheitsdienstes, im besonderen der Tuberkulosefürsorge. Aber der praktische Arzt kann zu solcher Bekämpfung der weißen Seuche bei seiner engen Berührung mit der Bevölkerung sowohl durch Aufstöbern bisher unerkannter Lungentuberkulosen wie auch durch Überwachung ihrer Umgebung und ihres Verhaltens einen Beitrag leisten, der wesentlich sein könnte und sein sollte, wenn er auch zahlenmäßig nicht erfaßbar ist und deshalb kaum gedankt werden kann, wie er ja auch keinen klingenden Lohn einbringt.

Das nächste Problem, das die Tuberkulosewissenschaft beschäftigte, war die Art der Invasion der Bacillen in den menschlichen Organismus. v. BEHRING stellte die These auf, daß die Tuberkelbacillen mit der Milch eutertuberkulöser Kühe in den Organismus der Säuglinge gelangen und die Lungenschwindsucht die letzte Strophe des Liedes sei, das dem Säugling an der Wiege gesungen wurde. Aber R. KOCH entschied im Zweikampf mit v. BEHRING das Perlsuchtproblem im Sinne der Trennung der Tuberkuloseformen: hie humaner, hie boviner Bacillus; die weitere Forschung hat aber erwiesen, daß etwa 10% der menschlichen Tuberkuloseinfektionen durch den Typus bovinus bewirkt werden.

Als v. BEHRINGS Hypothese von der Übertragung der Rindertuberkulose auf ihr richtiges Maß zurückgeführt war, wurde der Weg wieder frei für die Forschung nach dem Invasionsort der Bacillen. Die Pathologie, KUSS, GHON u. v. a., stellten fest, daß 80—90% der tuberkulösen Erstansteckungen in der Lunge erfolgen, nur 10—20% extrapulmonal.

Nun stritten FLÜGGE und B. LANGE um die Art des Eindringens der Bacillen in die Lunge. FLÜGGE ermittelte, daß Hustentröpfchen bis zu 30000 Tuberkelbacillen enthalten können und meinte, daß diese Tröpfchen inhaliert würden und die Infektion bewirkten; so entstand die Vorstellung von der massigen Infektion, die noch heute im Denken der Ärzte eine große Rolle spielt. B. LANGE aber wies nach, daß nur kleinste Hustentröpfchen von höchstens $10\,\mu = {}^1/_{100}$ mm Durchmesser, die nur wenige Tuberkelbacillen enthalten können, den engen Bronchiolus respiratorius zu passieren und in die Alveolen einzudringen vermögen, wo allein der Konnex mit dem lebenden Gewebe zur wirksamen Ansteckung führt; die Ansteckung sei also immer eine Infectio minima. B. LANGE stellte auch fest, daß selbst kleinste Hustentröpfchen nur selten bis in die Alveolen gelangen, daß aber einzelne verstäubte Bacillen leicht durch den Engpaß dringen; er maß deshalb der Staubinfektion die wesentliche Bedeutung bei. Die Kombination beider Anschauungen, nämlich die Verstäubung von Tuberkelbacillen aus angetrockneten Hustentröpfchen, dürfte des Rätsels Lösung sein. Man könnte daraus schließen wollen, daß der indirekten Übertragung der Tuberkulose eine große Bedeutung zukomme. Eine solche Übertragung ist sicher möglich, aber nach praktisch-klinischer Erfahrung und nach fürsorgerischen

Untersuchungen selten. Zweifellos kommt der unmittelbaren Berührung mit dem Kranken die weitaus größere Bedeutung zu. Die so gefürchtete massige Infektion kommt zwar praktisch nicht vor, aber die massige Gefährdung, das Vorhandensein zahlreicher Bacillen in der Luft, von denen schließlich doch mal einer in eine Alveole des Gefährdeten gelangt, ist das entscheidende Moment. Und zahlreiche Bacillen in der Luft finden sich nur in der unmittelbaren Umgebung eines offen Tuberkulösen, zumal eines Kranken, der viel hustet und massenhaft Tuberkelbacillen um sich streut; bis 25 Milliarden Tagesmenge wurden bei einem solchen Kranken gezählt.

Etwa 15% aller Ansteckungen der Menschen erfolgen auf dem intestinalen Wege, das heißt durch Verschlucken von Tuberkelbacillen, während andere Einfallspforten (Rachenring, Ohr usw.) praktisch keine Rolle spielen. Bei Kleinkindern nehmen die intestinalen Tuberkuloseinfektionen einen beträchtlichen Raum ein. Und weil sie in der Hauptsache diese so anfällige Altersgruppe befällt, führt die intestinale Ansteckung prozentual wesentlich häufiger unmittelbar zur Erkrankung an Tuberkulose, als die pulmonale Infektion; ihre epidemiologische Bedeutung ist mithin größer, als dem Prozentsatz der Infektionen entspricht. Bei Kleinkindern dürften die intestinalen Ansteckungen im Durchschnitt etwa 30% aller Infektionen ausmachen, doch gehen diese intestinalen Anteile örtlich erstaunlich weit, von etwa 5 bis über 50% auseinander. Von diesen Ansteckungen geht ungefähr die Hälfte von Lungentuberkulosen aus, indem nämlich einmal inhalierte, auf Mund- und Rachenschleimhaut gelandete Tuberkelbacillen verschluckt werden, zum anderen durch die Schmierinfektion der am Boden herumkriechenden und alles und jedes in den Mund steckenden Kleinkinder Bacillen in den Darm gelangen, und drittens, sicherlich am häufigsten, mit Bacillen verunreinigte Lebensmittel, vor allem Milch, als Vehikel die Bacillen an den Ort ihrer verderblichen Wirkung bringen.

Die zweite Gruppe der intestinalen Ansteckungen an Tuberkulose ist bovinen Ursprungs, das will sagen, daß sie durch die Perlsuchtbacillen in der Milch eutertuberkulöser Kühe bewirkt werden. Diese menschliche Tuberkulose bovinen Ursprungs ist jahrzehntelang Gegenstand eingehenden Studiums namentlich in England und Deutschland gewesen. Es ergaben sich in beiden Ländern nach den Altersklassen Unterschiede horrenden Ausmaßes. Daß diese Infekte hauptsächlich Kinder treffen, ist ja nicht verwunderlich; höchst merkwürdig ist aber die örtliche Verschiedenheit der Gefahr. Den bei Halsdrüsentuberkulose von Kleinkindern bis über 80% gehenden Anteilen boviner Infekte in Nordengland und Schottland entsprechen in Deutschland erheblich niedrigere Sätze. Als Gesamtergebnis kann man schätzen, daß vor dem Krieg etwa 10 — 20% aller Kinder bovin infiziert wurden, ein Anteil, der bis zur Vollendung der Durchseuchung durch Zurücktreten boviner Infekte auf etwa 2—3 % abfällt. Wenn zwar etwa 10 — 20% der Kinder bovin infiziert wurden, so heilt doch ein erheblicher Teil dieser Infekte wieder aus. Wenn dann im Mortalitätsbild der gesamten Tuberkulose die bovine Infektion eine geringe Rolle zu spielen scheint, so ändert sich das Bild in Einzelheiten ganz gewaltig, wenn man die Altersklassen gesondert betrachtet. Denn da die bovinen Infekte, wie schon betont, in der Hauptsache Kleinkinder treffen, die solchen Infekten gegenüber sehr anfällig und hinfällig sind, kommt auf die Kleinkinder eine hohe Letalitätsquote. Ich behandelte die drei Kinder einer gebildeten Frau, die ihnen aus Rohkostfanatismus trotz ärztlicher Warnung rohe Kuhmilch gab; ein Kind starb an einer akuten Tuberkulose und schwer krank wurden zwei, über deren späteres Schicksal ich nichts erfuhr. Grund genug also, diesen intestinalen Infekten alle Aufmerksamkeit zuzuwenden. Auch hier muß der praktische Arzt prophylaktisch helfend einspringen, indem er, wie die Tuberkulosedurchseuchung der Rinder in Deutschland nun einmal ist und sicherlich noch für lange Zeit bleibt, auf die Gefahr der Verabreichung roher Kuhmilch namentlich an Kleinkinder immer wieder hinweist. Wo aus örtlichen Gründen eine zuverlässige Pasteurisierung der Kuhmilch nicht möglich ist, müssen Qualitätsverluste der Milch beim Abkochen als das kleinere Übel in Kauf genommen werden.

B. Streifblicke auf die Pathogenese und die Pathologische Anatomie der Tuberkulose.

Indem v. Pirquet die geheimnisvolle Tuberkulinreaktion auf die Haut verlegte und damit der direkten Beobachtung zugängig machte, fand er, daß die tuberkulöse Durchseuchung zu einem großen Teil ins Kindesalter fällt. Da aber die weit überwiegende Mehrzahl der Tuberkuloseerkrankungen im frühen, ja bis ins späte Erwachsenenalter hinein einsetzt, so klafft hier eine Zeitlücke von einem bis zu mehreren Jahrzehnten. Ob und wieweit ein Zusammenhang zwischen früher Ansteckung und später Erkrankung besteht und wie die Brücke zwischen den beiden Etappen geschlagen wird, ist bis heute Gegenstand der Forschung.

Der tuberkulöse Primäraffekt in der Lunge ist ein kleiner pneumonischer Herd, der häufig sofort in die produktive Gewebsreaktion übergeht und damit der Vernarbung zugeführt wird; solche Narbe ist intra vitam gar nicht mehr und selbst autoptisch schwer zu finden. Oft aber verkäst der tuberkulöse Primäraffekt und kann alsdann erweichen und, zur primären Kaverne werdend, unmittelbar in die ganz infauste primäre Tuberkulose hineinführen; der weitaus häufigere Vorgang ist aber die Verkalkung des Käseherdes und damit die Heilung. Dieser verkalkte

Primäraffekt ist im Röntgenbild als meist kleiner, seltener größerer Kalkherd zu sehen; in seiner Bedeutung als Primäraffekt ist er zu rekognoszieren durch seine Lagebeziehung zu dem homolog verkäsenden und verkalkenden nächsten tuberkulösen Herd in dem zu diesem Lungenbezirk gehörigen Lymphknoten. Die erste Etappe auf dem Wege der Tuberkelbacillen vom Primäraffekt aus in den Organismus hinein ist nämlich regelmäßig der regionäre Lymphknoten. Hier, also meist im Bronchiallymphknoten, bleibt die weit überwiegende Mehrzahl der Tuberkuloseinfekte stecken; sie gelangen niemals zu einer Krankheitsbedeutung. Der Primäraffekt und der Lymphknotenherd stellen zusammen den typischen Primärkomplex RANKEs dar. Sind beide Herde verkalkt, also im Röntgenbild zu sehen, so ist durch die Lagebeziehung der verkalkte Primärkomplex, durch den die frühere Infektion an Tuberkulose bewiesen ist, gar nicht zu verkennen.

Nicht so selten ist mit der frischen Ansteckung an Tuberkulose unmittelbar eine Blutwegstreuung (Frühstreuung) verbunden, indem die Tuberkelbacillen im ersten Lymphknotenfilter nicht restlos abgefangen, sondern spärlich mit dem Lymphstrom weiter geschwemmt werden. Von den Bronchialdrüsen aus führt rechts der Truncus lymphaticus bronchomediastinalis, links der Ductus thoracicus die Lymphe zum sog. Venenwinkel, der Vereinigung der Vena jugularis mit der Vena subclavia zur Vena anonyma, knapp oberhalb des Schlüsselbeins gelegen. Hier ergießt sich die Lymphe in die Blutbahn und mit ihr kommen allenfalls Tuberkelbacillen durch die Vena cava superior ins rechte Herz. Von der Lunge her kommend gelangen die Bacillen also auf diesem kompliziertem Wege wieder in die Lungen; hier siedeln sie überwiegend in den Lungenspitzen. Meist, zum Glück, bleibt die Entwicklung hier wieder stecken: man spricht von abortiver Frühstreuung.

Es hat sich nun nachweisen lassen, daß in 23% völlig verkalkter, klinisch-praktisch ausgeheilter Tuberkuloseherde virulente Tuberkelbacillen zu finden sind. Also Bacillen sind von der alten Infektion her im Organismus oft noch vorhanden, um neues Unheil anzurichten; aber wie kommen sie heraus aus ihrem steinernen Gefängnis und wie und warum blüht hier neues Leben aus Ruinen? GHON, der Prager Pathologe, einer der Führer auf diesem Forschungsgebiet, ANDERS, HUEBSCHMANN, WURM u. a. haben in sorgfältiger Arbeit nachgewiesen, daß eine Exacerbation im verkalkten Lymphknotenherd möglich ist; daß Bindegewebe auf äußeren oder inneren Reiz hineinwuchert in die Kalkschollen und sie allmählich usuriert und resorbiert; und mit ihnen natürlich die Tuberkelbacillen. Einmal in Freiheit werden sie mit dem Lymphstrom auf dem beschriebenen Wege in die Lungen geschwemmt; auch diese Bacillen siedeln, im Zuge solcher Spätstreuung, in den Lungenspitzen und auch dieser Prozeß bleibt oft und oft abortiv.

Kommt es aber in diesen Lungenspitzenherden zu der gleichen oben beschriebenen Exacerbation, so führt nunmehr der Weg hinein in die zwar heimlich schleichend vorbereitete, aber nun oft akut einsetzende und fortschreitende isolierte Lungentuberkulose, die sog. bronchogene Phthise. Das also ist der Weg, richtiger: das sind die Wege der sog. endogenen Reinfektion, der Entstehung der Lungentuberkulose von der ursprünglichen Erstansteckung aus. Während bei der Mehrzahl der Tuberkuloseinfekte die beschriebene Früh- oder Spätstreuung ein einmaliger Vorgang ist, der sich nicht wiederholt und nicht fortsetzt, bleiben andere Formen der Tuberkulose — manche Pathologen schätzen diesen Anteil auf 30—40% — auch in der späteren Entwicklung der Blutwegausbreitung treu; zu den akuten Formen solcher Art gehört die hämatogene Miliartuberkulose, zu den subakuten bis chronischen die tuberkulöse Pleuritis exsudativa und die postpleuritische Lungentuberkulose, sowie Tuberkulosen, die mit Ausbreitung über den ganzen Kreislauf verbunden sind (Urogenitalsystem, Knochen und Gelenke usw.). In diesem Formenkreis steckt noch eine Fülle wissenschaftlicher Probleme.

Nach der Erstansteckung in Form des Primärkomplexes finden die Pathologen als erste postprimäre Ansiedelung regelmäßig jene Lungenspitzenherde; sie sind typische Tuberkel, also produktive Herde, meist mit geringer Neigung zu weiterer Entwicklung und darum auch meist ohne klinische Bedeutung. Immerhin können sie jederzeit exacerbieren, stellen also eine gewisse Bedrohung des Individuums dar.

Das sog. Frühinfiltrat hingegen, allzu oft irrtümlich aus Röntgenaufnahmen herausgedeutet, ist morphologisch wie der Primäraffekt ein pneumonischer, ein exsudativer Herd mit einer sehr vielseitigen Genese. Erstens ist es bei Jugendlichen gar nicht so selten der frische Erstansteckungsherd; es kann auch zweitens, bei weit zurückliegender Erstansteckung, ein frischer Zweitansteckungsherd sein, drittens vom exacerbierten alten Lungenspitzenherd aus bronchogen oder viertens vom entfernten exacerbierten Lymphknotenherd aus hämatogen entstehen und schließlich fünftens selbst ein akuter Exacerbationsherd mit einem verkalkten Herd als Kern sein. Das Frühinfiltrat wird am häufigsten im Obergeschoß der Lunge, oft unmittelbar subclaviculär, häufig auch im Mittelgeschoß, seltener schon im Untergeschoß und sehr selten in der Lungenspitze gefunden.

Der Vielseitigkeit der Genese des Frühinfiltrats entspricht eine große Mannigfaltigkeit der Entwicklung. Auch dieser exsudative Herd kann, wie der Primäraffekt, sich zurückbilden, in die produktive Phase übergehen und vernarben, auch verkäsen und verkalken und auf diese Weise ausheilen. Viel häufiger aber als der Primäraffekt verkäst und erweicht dieser exsudative Herd zur Frühkaverne.

Als anatomischer Beginn der Lungentuberkulose werden von den Pathologen jene ersten Herde in den Lungenspitzen angesehen. Der Kliniker kann sie als Beginn der Lungentuberkulose nicht gelten lassen, weil sie klinisch keine Erscheinungen machen, oft gar nicht oder verspätet oder zufällig (Schirmbildaufnahmen) entdeckt werden und schließlich, weil sich aus diesen Spitzenherden nur in 7% solcher Befunde fortschreitende Lungentuberkulosen entwickeln, während 93% dauernd obsolet und klinisch ohne Bedeutung bleiben. Als klinischer Beginn der Lungentuberkulose, d. h. als erster Lungenherd, der Krankheitserscheinungen hervorruft und klinisch nachweisbar wird, gilt heute mindestens für die große Mehrzahl der Fälle eben das Frühinfiltrat, aus dem sich viele aktive geschlossene Lungentuberkulosen, vor allem aber auch nach Verkäsung und Kavernisierung die bedrohlichen offenen Tuberkulosen, die bronchogenen Phthisen, entwickeln.

I. Diagnostik der Lungentuberkulose.

Einleitung: Warum wird die Lungentuberkulose so oft zu spät entdeckt und so oft zu spät erkannt?

Es liegt im heimtückischen Charakter der Tuberkulose, daß sie sich, vom Kranken völlig unbemerkt, bis zur ansteckenden, die Umgebung schwer gefährdenden Form entwickeln kann. Unlängst konsultierte mich ein gebildeter, sehr intelligenter Kranker, der seine Frau und seine beiden Kinder angesteckt hatte. Alle 4 Personen waren gefährlich an Tuberkulose erkrankt; bei der Suche nach der Ansteckungsquelle der Kinder war seine kavernöse Lungentuberkulose entdeckt worden. Er kann auch nachträglich keinerlei Angaben über Krankheitserscheinungen, Schwanken im Befinden oder Leistungsminderung machen.

In einem Aufsatz über die Suche nach der unbekannten Tuberkulose[1] habe ich über mehrere Sportler berichtet, die trotz aktiver offener Lungentuberkulose Spitzenleistungen vollbracht hatten (Heereszehnkampfmeisterschaft, 200-m-Brustschwimmen). Ja, solche Leistungen sind sogar möglich, wenn die Lungentuberkulose sich schon zu einer schweren Form entwickelt hat. Ein Kranker mit großen Kavernen in beiden Lungen trainierte für olympische Ehren als Langstreckenläufer, bis wenige Tage vor der Olympiade bei der Zulassungsuntersuchung seine schwere Lungentuberkulose entdeckt wurde, von der er nichts ahnte; nach Ablehnung aktiver Behandlung lag er ein halbes Jahr später unter dem grünen Rasen. Ein anderer, mit großen Kavernen beiderseits, hatte als Wasserpionier schwersten Dienst getan, ohne etwas

[1] Dtsch. med. Wschr. **1939**, 869.

von seiner Lungentuberkulose zu spüren. Solche Kranken, und deren sind recht viele, haben natürlich keinen Grund, einen Arzt aufzusuchen.

Eine zweite Gruppe von Kranken mit schleichendem Beginn einer Lungentuberkulose hat schon beiläufige Krankheitserscheinungen: etwas Husten, morgendliche Verschleimung, als Raucherkatarrh gedeutet, Appetitlosigkeit, auch auf's Rauchen bezogen, Gewichtsabnahme, selbst geringer Reizhusten werden vom Kranken oft für bedeutungslos gehalten. Dieser geniert sich, mit solchen Kleinigkeiten zum Arzt zu gehen, jenem ist es zu unbequem und ein anderer fürchtet sich vor Ansteckung in überfüllten Warteräumen. Schließlich können die subjektiven Krankheitserscheinungen einer akut beginnenden Lungentuberkulose geringfügig und flüchtig sein. Dann glaubt der Kranke an eine Grippe oder einen fieberhaften Katarrh und behandelt mit Hausmitteln. Geht es ihm nach 8 Tagen besser, so bemüht er den Arzt mindestens zunächst nicht. Auch diese Kranken mit geringen Krankheitszeichen eines schleichenden oder akuten Beginns einer Lungentuberkulose gelangen spontan nicht zum Arzt.

Drei Gruppen von Kranken also, die keine Krankheitserscheinungen haben oder sie für bedeutungslos halten, konsultieren den Arzt nicht, so daß die Erfassung dieser Tuberkulosen auf dem üblichen Wege nicht möglich ist.

Alle diese Lungentuberkulosen können rechtzeitig für die Kranken selbst und zum vorbeugenden Schutz ihrer Umgebung nur entdeckt werden durch die systematische Suche nach der unbekannten Tuberkulose, die Aufgabe der Fürsorge ist und von der noch zu reden sein wird.

Oft und oft ist gepredigt worden, man sollte durch öffentliche Vorträge, populäre Schriften, Artikel in der Tagespresse solche Kranken zum Arzt zu bringen suchen. Die Meinungen über die hygienische Volksbelehrung gehen himmelweit auseinander. Nach meiner Erfahrung ist persönliche Belehrung durch den Arzt immer von großer Wirkung, aber von der Gemeinschaftsaufklärung kann man das nicht sagen. Gewiß packt der Redner oder Schriftsteller mit Schwung und Witz seine Hörer oder Leser und macht Eindruck; aber die an sich recht trockene hygienische Belehrung hat über den heimlichen Tuberkulosebeginn nichts rechtes Wegweisendes und schon gar nichts Sensationelles zu sagen; sie bietet der Phantasie wenig Anregung und es ist gar nicht schwer, sie herzlich langweilig zu behandeln. So ist sie wenig beliebt; ja sie erreicht oft bevorzugt solche Personen, für die sie nicht ungefährlich ist, ja geradezu ein Gift sein kann: Neurotiker und Neurastheniker, Überängstliche und Hysterische; diese belasten den Arzt mit tausend Bagatellen, von denen er in seiner Sprechstunde übergenug hat.

Man könnte meinen, die Diagnose der Lungentuberkulose wäre eine der einfachsten, da Sputumuntersuchung und Röntgenbild alle diagnostischen Aufgaben erfüllen. Aber erstens ist dem gar nicht so, und je größer die Erfahrung des Diagnostikers wird, um so höher türmen sich die differentialdiagnostischen Zweifel und die Schwierigkeiten, über die Aktivität des tuberkulösen Prozesses und damit über die Notwendigkeit und Art der Behandlung und die Arbeitsfähigkeit zu entscheiden. Zweitens aber ist dem Kranken sowohl wie der Tuberkulosebekämpfung mit der Diagnose an sich recht ungenügend gedient; was wir in erster Linie brauchen, ist die Frühdiagnose und vor dieser Aufgabe liegen die Fallen.

Die Erkennung einer beginnenden Lungentuberkulose wird ungemein erschwert durch ein Moment, das allzu oft tragische Folgen hat, daß sie nämlich mit den üblichen Untersuchungsmethoden häufig, ja man kann sagen meist, nicht diagnostiziert werden kann. Es ist begreiflich, daß berühmte Kliniker die wachsende Kompliziertheit ärztlicher Technik als einen Fluch ansahen und den Praktiker priesen, der mit seinen Händen allein ärztliche Kunstleistung schafft. Gewiß! Aber für die Lungentuberkulose bedeutet die Ausschaltung der Technik allzu häufig den Verzicht auf die Frühdiagnose und damit oft und oft auf die Heilung des Kranken. Das Sehnen nach dem altberühmten Hausarzt kann uns hier nichts nützen. Er ist ein Repräsentant hoher ärztlicher Ethik, der dem Tempo der heutigen Zeit folgen und keine Zeiterscheinung sein sollte, schon im Hinblick auf ihre glänzende Methodik.

Damit nicht genug. Die Tuberkulose ist in allen ihren Formen von einer Vielseitigkeit, wie kein anderes ätiologisch einheitliches Geschehen sie bietet; und diese Vielseitigkeit wird potenziert durch einen Wechsel der Form, der einem Proteus Ehre machen würde. Muß der Arzt also damit rechnen, daß eine Lungentuberkulose ohne alle subjektiven Symptome beginnen und sich unbemerkt zu erheblicher Ausdehnung und schwerer Krankheit entwickeln kann, so muß er eigentlich immer auf eine okkulte Tuberkulose gefaßt sein; er muß auch bei den verschiedensten Krankheitserscheinungen *immer an Tuberkulose denken*, weil die Lungentuberkulose, worauf wir noch zurückkommen werden, hinter sehr verschiedenen Krankheitsbildern versteckt sein kann. Und weil sie mit den üblichen einfachsten Untersuchungsmethoden nicht zuverlässig erkannt oder ausgeschlossen werden kann, muß er sich der geeigneten bedienen, in erster Linie der Röntgenuntersuchung. Frei machen könnten wir uns nun aber endlich von der überholten Weisheit, die immer noch in den Köpfen alter Ärzte und in veralteten Lehrbüchern spukt: daß die Lungentuberkulose mit Fieber, quälendem Husten, Nachtschweißen, Abmagerung beginne. Das ist das Krankheitsbild des Beginns des Endstadiums, über dem nur noch DANTEs grausiger Spruch „Lasciate ogni speranza" stehen kann. Unsere Devise aber soll heißen: Die Tuberkulose ist heilbar.

1. Die allgemeinen Tuberkulosen.

So bezeichnen wir die Tuberkulosen, die auf dem Blutweg den ganzen Körper akut oder auch in Etappen mit Tuberkelbacillen überschwemmen. Zu den akuten Allgemeintuberkulosen gehört die primäre Tuberkulose und die akute hämatogene Miliartuberkulose nebst der tuberkulösen Leptomengitis, zu den chronischen die subakute bis chronische Miliartuberkulose und die protrahierte progressive Durchseuchung SCHÜRMANN.

Die generalisierenden Tuberkulosen treten in normalen Zeiten in akuter Form hauptsächlich im Kindesalter und, wesentlich seltener, im jugendlichen Alter in Erscheinung. In Notzeiten aber, wie der gegenwärtigen, ist kein Lebensalter gegen sie gefeit und so sehen wir sie heute, wenn auch sporadisch, bis ins Greisenalter hinein auftreten. Verschleppte Allgemeintuberkulosen in Form der protrahierten progressiven Durchseuchung beschrieb SCHÜRMANN und die torpide sklerosierende Tuberkulose (Typ Besnier-Boeck) SCHAUMANN schon in Friedenszeiten; auch sie sind heute häufiger geworden.

A. Die primäre Tuberkulose

geht unmittelbar vom Primäraffekt aus, der allermeist in der Lunge gelegen ist. Während in der weit überwiegenden Mehrzahl der Tuberkuloseansteckungen der Erstansteckungsherd vernarbt oder, häufiger, verkäst und dann verkalkt, jedenfalls abheilt und im weiteren Tuberkuloseablauf keine Rolle mehr spielt, kommt es bei Säuglingen, seltener bei Kleinkindern und hie und da auch bei Jugendlichen, nach der Verkäsung zur Erweichung des Erstansteckungsherdes, damit zur Bildung der primären Kaverne. Von ihr aus verbreitet sich die Tuberkulose auf dem intracanaliculären Weg, über die Bronchien also, durch Aspiration als tuberkulöse, rasch verkäsende Pneumonie über die ganze Lunge und gleichzeitig auf dem lympho-hämatogenen Weg in miliarer Form über den ganzen Organismus. Die Kinder gehen ausnahmslos akut, d. h. in Wochen bis Monaten zugrunde; oft wird die Diagnose selbst in Krankenhäusern in vivo nicht gestellt, aber Nachforschung nach einer Exposition des Säuglings, nach der Berührung mit einem offen Tuberkulösen, sollte die Diagnose immer auf die richtige Spur bringen. Bei Jugendlichen kommen unter den heutigen Verhältnissen völliger Widerstandsschwäche öfter die gleichen Formen vor, doch verschleppt der Widerstandsversuch des Organismus den Ablauf über viele Monate bis Jahr und Tag.

B. Die akute hämatogene Miliartuberkulose.

Der Primäraffekt ist in der Regel abgeheilt oder doch praktisch zur Ruhe gekommen. Die Tuberkulose schreitet zunächst ausschließlich auf dem Lymphwege über die Bronchialdrüsen und die paratracheale Lymphdrüsenkette fort; die Tuberkelbacillen gelangen aber mit der Lymphe bald in die Blutbahn und verbreiten sich nunmehr unter Fortdauer der Bacilleninvasion im kleinen und im großen Kreislauf. Die Verteilung der Herdaussaat kann dabei freilich recht ungleich sein, indem mal das eine, mal das andere Organsystem stärker mit Herden besetzt wird. Bei der tuberkulösen Leptomeningitis z. B. finden wir zwar sehr häufig miliare Tuberkel über den ganzen Organismus verstreut, wonach also die Meningitis nosologisch dem Formenbild der Miliartuberkulose einzureihen ist; aber die Aussaat kann doch sehr spärlich und das lokale Fortschreiten des tuberkulösen Prozesses auf die Meningen allein beschränkt sein. Der enge Zusammenhang der Meningitis mit der Miliartuberkulose wird auch dadurch dokumentiert, daß etwa drei Viertel der Miliartuberkulosen in der Meningitis enden.

Diese akuten Miliartuberkulosen mit Meningitis haben den Gipfelpunkt ihres Vorkommens im zartesten Kindesalter, in das fast die Hälfte solcher Erkrankungen fällt; ein weiteres Viertel betrifft das 2. und 3. Lebensjahrzehnt, während jenseits des 30. Jahres tuberkulöse Meningitiden recht selten, dagegen Miliartuberkulosen ohne Meningitis noch bis ins 7. Jahrzehnt nicht so ganz selten vorkommen.

Zum klinischen Bild der Miliartuberkulose ist zu bemerken, daß die exakte Diagnose in der Regel in der 1. Woche kaum möglich ist. Diese Krankheitsphase wird gern als typhoides Stadium bezeichnet, womit sie gut charakterisiert ist. Wenn freilich ein Kleinstkind ein solches Krankheitsbild bietet und Erkrankungen aus der Typhusgruppe in der Umgebung fehlen, sollte man schon an Miliartuberkulose denken. Wenn aber das Kind mit einem offen Tuberkulösen in Berührung gekommen war und gar die sofort anzustellende Tuberkulinprobe positiv ausfällt, so wird der Verdacht auf Miliartuberkulose schon dringend, ebenso, wenn ein peripherer tuberkulöser Herd, eine Spina ventosa etwa, die Aufmerksamkeit in diese Richtung lenkt. Im späteren Verlauf der Miliartuberkulose kann eine positive Tuberkulinreaktion, wenn der Kranke die Kraft zu solcher Reizantwort nicht mehr aufbringt, negativ werden (negative Anergie). Wenn in der 2. Krankheitswoche charakteristische Zeichen eines Typhus immer noch fehlen, andere Infektionskrankheiten und auch Pneumonie mit einiger Sicherheit ausgeschlossen werden können, konzentriert sich der Verdacht auf die Miliartuberkulose, besonders unter den obigen Momenten. Sie steht in ihrer Formgestaltung noch am Scheidewege, doch beginnen Symptome, die auf Zentralnervensystem oder Respirationsapparat hinweisen, die Entwicklung zum meningealen oder pulmonalen Typ anzudeuten. Während nervöse Reizbarkeit, gastrische Symptome, wie Leibschmerzen, Durchfall und vor allem Erbrechen vom Prodromalstadium in das typhoide hinleiten, treten nun zur hohen Kontinua Kopfschmerzen, Zähneknirschen, der berüchtigte cri céphalique als Zeichen meningealer Reizung, bald auch Nackensteifigkeit, unkoordinierte Bewegungen, ja Krämpfe und zunehmende Somnolenz als Symptome motorischer Reizung und beginnender Lähmung in den Vordergrund, so daß nunmehr die Beteiligung der Meningen, der meningeale Typ der Miliartuberkulose, nicht mehr verkannt werden kann. Die typische Lage des nicht mehr ansprechbaren Kindes mit angezogenen Beinen, zurückgebeugtem Kopf, heruntergesunkenen Augenlidern sind für den erfahrenen Arzt prima vista pathognostisch. Auf die Liquoruntersuchung, die insbesondere mit dem Befund von Tuberkelbacillen die Diagnose sichern kann, soll als wesentlich klinische Methode hier nicht näher eingegangen werden.

Der pulmonale Typ der Miliartuberkulose ohne Meningitis macht diagnostisch größere Schwierigkeiten. Eine stärkere Hauttuberkulose mit kleinpapulösen oder papulonekrotischen Tuberkuliden kann frühzeitig die Diagnose klären. An Erscheinungen von seiten der Lungen ist der physikalische Befund oft völlig negativ und etwaige bronchitische Geräusche sind uncharakteristisch. Auffallend sind Dyspnoe und Cyanose bei negativem Herzbefund, doch die Entscheidung bringt nur das Röntgenbild, das aber frühestens gegen Ende der 2. Krankheitswoche, oft erst später, in Form einer feinstfleckigen, meist von oben nach unten an Dichte abnehmenden Marmorierung einen unzweideutigen Befund bietet.

Die Prognose dieser akuten Allgemeintuberkulosen ist infaust; zwar ist immer mal wieder über die Heilung einer tuberkulösen Meningitis berichtet worden, aber die Diagnose war nur in ganz vereinzelten Fällen gesichert. Die Therapie ist machtlos. Nur der Prophylaxe kann der Arzt dienen, indem er an seinem Teil dazu beiträgt, Kinder und Jugendliche aus dem Bereich hochinfektiöser Lungenkranker frühzeitig herauszubringen. Es kommt aber nicht auf die Verhütung einer Wiederholung der Infektion an; die Erstansteckung muß verhütet werden. Denn die anatomische Erfahrung lehrt, daß diese gefährlichen Tuberkuloseformen nicht auf einer zweiten Ansteckung beruhen, sondern von den Herden ausgehen, die bei der Erstansteckung zustande kamen. Die Prophylaxe steht und fällt also mit der Entfernung des Neugeborenen aus tuberkulösem Milieu. Neuerdings sind amerikanischen Nachrichten zufolge tuberkulöse Meningitiden mittels Streptomycin in einem gewissen Prozentsatz geheilt worden.

C. Die subakuten Allgemeintuberkulosen

sind seltener als die akuten. Die subakute Miliartuberkulose unterscheidet sich von der akuten Form wesentlich durch den verschleppten Verlauf. Während die akute Miliartuberkulose in 1 bis längstens 2 Monaten zum Tode führt, können sich die subakuten Formen über viele Monate hinziehen. Diese Tuberkulosen zeigen ihrer Entwicklung gemäß ein verschlepptes Auftreten von Symptomen, die im Beginn ganz fehlen oder doch geringfügig und uncharakteristisch sein und auch im weiteren Verlauf lange Zeit bleiben können. Dabei ist besonders mißlich, daß bei solchen Krankheitsfällen das oft einzige deutliche Symptom, die subfebrile Temperatur, keineswegs pathognostisch ist. Denn solche Temperaturen werden unabhängig von Tuberkulose recht oft beobachtet, auch bei Kindern, die nicht tuberkuloseinfiziert sind. Wenn, oft erst nach Monaten, der Röntgenbefund deutlich wird, klärt sich endlich die bis dahin in suspenso bleibende Diagnose. Eine solche Ungewißheit aber ist für den Arzt nicht minder eine Qual, als für die oft verzweifelten Angehörigen. Die Prognose ist in den subakuten Fällen schlecht, und die Therapie auf symptomatische und roborierende Verfahren beschränkt.

D. Die chronischen Allgemeintuberkulosen.

a) Die chronische Miliartuberkulose unterscheidet sich toto coelo von den akuten Formen. In ihrer Entwicklung scheinen deutliche Krankheitserscheinungen in der Regel zu fehlen oder nur so flüchtig aufzutreten, daß sie übersehen werden. Denn fast immer werden diese Tuberkulosen nicht als Krankheiten kenntlich, sondern gelegentlich bei Umgebungs- oder Einstellungsuntersuchungen entdeckt. Bei ihrer Symptomarmut hat man den Eindruck, daß es sich nicht um eine länger fortlaufende Invasion von Tuberkelbacillen in die Blutbahn gehandelt hat, sondern nur ein einmaliger oder kurzer großer Schub vorgelegen haben mag, mit dem eine gute Resistenz fertig geworden ist. Die Prognose dieser Tuberkulosen ist überwiegend gut.

b) Die protrahierte progressive Durchseuchung Typ Schürmann, die auch zu den Allgemeintuberkulosen gehört, hat ein ganz anderes Gesicht. Auch sie ist eine hämatogene Tuberkulose, auch sie befällt alle Organsysteme; aber sie tut das nicht in einem einmaligen Großangriff, sondern in Form eines Guerillakrieges: mal mit einer pulmonalen Teilstreuung, mal mit Befall eines Gelenkes oder des uropoetischen Systems, in Schüben, die in Abständen von einigen Monaten bis zu vielen Jahren einander folgen können. Für den praktischen Arzt handelt es sich zunächst scheinbar um eine Organdiagnose; aber die oft anamnestisch mögliche Feststellung dieser Tuberkuloseform ist wichtig, da mit anderweitigen Organerkrankungen zu rechnen ist, die frühzeitig entdeckt und behandelt werden müssen, und da leider manche auch dieser Tuberkulosen in der Meningitis enden. Es ist von großer prognostischer Bedeutung, daß recht oft bei allen verallgemeinernden Tuberkulosen die Pleuritis exsudativa erste klinische Manifestation des verhängnisschwangeren und vielseitigen Krankheitsvorganges ist; ein „Mene Tekel Upharsin“, das über jeder solchen Pleuritis leuchtet.

c) Die torpide sklerosierende Tuberkulose (Typ Besnier-Boeck, Schaumann) ist in ihrer Ätiologie jahrzehntelang verkannt und dann wiederum viele Jahre lang umstritten gewesen; auch heute noch wird von einer Minorität von Forschern der tuberkulöse Grundcharakter dieser ungemein vielseitigen Krankheit verneint. Aber die in die Hunderte von Fällen angewachsene Anzahl der in Tierversuchen erbrachten Nachweise von Tuberkelbacillen in den Krankheitsherden läßt nach Ansicht der überwiegenden Mehrzahl der Pathologen und Kliniker den Zweifel nicht mehr zu. Pathogenetisch gehört diese Tuberkulose nach ihrer Ausbreitungsweise auf fast alle Organe in den Formenkreis der hämatogenen Tuberkulosen, und zwar, nach ihrem meist exquisit langwierigen Verlauf, der chronischen hämatogenen Tuberkulosen. — Die ersten Beschreibungen einschlägiger Krankheitsherde (Besnier, Boeck) betrafen Erkrankungen der Haut und sind als Boecksches Sarkoid bekannt geworden. Zur Morphologie der sklerosierenden Tuberkulose soll hier nur bemerkt werden, daß die ausgesprochene Neigung zur bindegewebigen Induration bei der Namensgebung Pate gestanden hat und ihre klinischen Erscheinungen diktierte, und daß Verkäsung sehr selten und erst im späten Verlauf oder beim Übergang in die banale Phthise beobachtet wird. — Erst die Röntgenuntersuchung der Lungen vermittelte die Kenntnis dieser höchst eigenartigen Lungentuberkuloseform in einem einmaligen, ungemein charakteristischen Bilde, doch kann die Differentialdiagnose gegenüber der bösartigen Lymphogranulomatose schwierig und nur durch histologische Untersuchung einer excidierten Drüse zu klären sein. Die klinischen Erscheinungen dieser torpiden Tuberkulose sind so geringfügig und uncharakteristisch, daß sie oft lange Zeit übersehen wird oder als chronische Bronchitis läuft, bis schließlich zunehmende Cyanose und Atemnot eine gründliche Untersuchung des Kranken herbeiführen. Diagnostisch wichtig, dabei schwer zu erklären ist die Beobachtung, daß 60—80% dieser Tuberkulösen tuberkulinnegativ sind, zum Teil auch auf hohe Dosen, eine Erfahrung, die den Widerspruch einiger Kliniker gegen die tuberkulöse Ätiologie unterhält. Der sehr unregelmäßige Befall anderer Organe — Lymphdrüsen, Herz, Leber, Milz usw. — wird öfter erst autoptisch entdeckt, doch machen die häufigen Erkrankungen der Haut, zu denen auch der Lupus pernio gehört, hiervon natürlich eine Ausnahme. Da spontane Rückbildungen und sogar Heilungen nicht ganz selten vorkommen und im übrigen diese sklerosierende Tuberkulose exquisit chronisch abläuft, ist die Prognose quoad vitam im allgemeinen günstig, doch trüben öfter unaufhaltsame Progredienz und Übergang in banale Phthise das Bild.

2. Die Lungentuberkulose der Kinder.

Die Kindertuberkulose erfordert eine gesonderte Besprechung, weil sie in Form und Verlauf eigenen Gesetzen unterliegt. Während es sich bei der Tuberkulose der Erwachsenen überwiegend um ein Zweitgeschehen handelt, indem die Erkrankung vom Infektionstermin durch viele Jahre bis zu Jahrzehnten Waffenstillstand getrennt ist, zuweilen auch erst durch eine neue Infektion, eine Zweitinfektion, in Gang kommt, folgt die Tuberkuloseerkrankung der Kinder mehr oder minder unmittelbar dem Infekt. Die Reaktion des jungfräulichen Organismus auf den Erregerangriff entwickelt charakteristische Krankheitsbilder, und das Entwicklungsalter zeitigt verschiedene Stufen und ein eigenes Tempo des Reaktionsablaufs.

A. Lungentuberkuloseformen im Kindesalter.

Trifft der Infekt ein Neugeborenes, so ist die Widerstandskraft des Individuums fast gleich Null, die Reaktion in Einschmelzung des Primäraffektes, allermeist in der Lunge, und Ausbreitung der Tuberkulose auf dem Lymphwege, dem Blutwege und durch die Bronchien äußerst stürmisch; die Letalität dieser Tuberkulosen erreicht 80%. Die schwierige Diagnose wird selbst im Krankenhause nicht selten erst autoptisch gestellt; aber ein lebensschwaches Kind fiebert nicht und schon das Fieber müßte den Verdacht auf Tuberkulose lenken und noch deutlicher die oft zu klärende Exposition. Auch von den Säuglingen und Kleinkindern im 2. und 3. Lebensjahr erliegt ein hoher Anteil von etwa 30% dem frühzeitigen Infekt; sie stellen das Hauptkontingent der Miliartuberkulose und der tuberkulösen Meningitis. Der Ablauf dieser frühen Infektionen ist so überwiegend von der schicksalhaften Resistenz des Kindes abhängig, daß für ärztlichtherapeutische Maßnahmen nicht viel Raum bleibt. Gleichwohl ist die Diagnose wichtig, weil die Umgebung der Kleinkinder leicht abzusuchen und die Infektionsquelle daher leicht zu finden ist, so daß weiteres Unheil verhütet werden kann.

Ist die Resistenz der Kinder dem Infekt gegenüber etwas größer, so läßt uns die Entwicklung Zeit, die Stufen des Vorganges zu erkennen: die Primärinfiltrierung (REDEKER), die mit einer perihilären Entzündungszone den frischen pulmonalen Primäraffekt und den Herd in der zugehörigen Bronchialdrüse umschließt; die Sekundärinfiltrierung, ein gleicher Vorgang, der sich als Rückfall beim älteren, oft schon verkalkten Primärherd abspielt; die Bronchialdrüsentuberkulose; die hämatogene Streuung und schließlich die chronische Lungentuberkulose, die bei älteren Kindern schon dem Bild der banalen Phthise Erwachsener ähneln kann. Damit haben wir die Lungentuberkuloseformen umrissen, deren Unterscheidung wichtig ist, weil ihr prognostischer Wert ganz unterschiedlich ist: bei der Primärinfiltrierung noch ungewiß, bei der Sekundärinfiltrierung überwiegend gut, bei der Bronchialdrüsentuberkulose bei Kleinkindern noch unsicher, bei größeren Kindern mindestens zunächst gut, bei der hämatogenen Streuung offen, bei der chronischen Lungentuberkulose schlecht.

Die trockene und die exsudative Pleuritis ist bei Kindern wie bei Erwachsenen ausnahmslos tuberkulöser Natur, wenn nicht ihre anderweitige Ätiologie durch andere Lungenerkrankungen oder andere Infekte belegt ist; beide Formen sind häufige Begleiterscheinungen der Erstansteckung wie auch der weiteren Entwicklung. — Als Sonderform der Tuberkulose der Kinder wäre noch die Skrofulose zu nennen, auf die wir noch zurückkommen werden.

Diesen Lungentuberkuloseformen gesellen sich nun bei Kindern zwei Tuberkuloseformen, die mit der thorakalen Tuberkulose eng zusammenhängen können, die Drüsentuberkulose und die abdominelle Tuberkulose; wegen ihrer Wichtigkeit sind ihnen die Kapitel S. 95 und S. 129 gewidmet.

B. Diagnostik der Kindertuberkulose.

These I. Die Tuberkulinprobe ist erste Grundlage der Diagnose. Mit dem positiven Ausfall der Probe steht bei Säuglingen und bei Kleinkindern bis zur Vollendung des 3. Lebensjahres die Diagnose einer tuberkulösen Erkrankung fest; der Infekt kann in diesem kurzen Lebenszeitraum noch nicht endgültig abgeheilt sein. Jenseits dieses frühen Kindesalters aber läßt die rasch ansteigende Zahl der ausgeheilten Infekte, die auch die positive Tuberkulinreaktion geben, den Schluß auf aktive Tuberkulose nicht mehr zu. Mit der negativen Tuberkulinprobe andererseits fällt die Diagnose einer tuberkulösen Erkrankung; doch bedingen anderweite Infekte Ausnahmen, da sie, besonders Masern, die positive Tuberkulinreaktion bis 4 Wochen nach ihrem Abklingen auslöschen. Das ist wichtig, weil gerade die Masern mit Recht als Schrittmacher der Tuberkulose gelten; verzögerte Erholung nach Masern und pulmonale Komplikationen schließen bei negativer Tuberkulinprobe die gefährliche Aktivierung eines tuberkulösen Infekts keineswegs aus. Im übrigen ist aber im Kindesalter die positive Tuberkulinprobe die unabdingbare Voraussetzung der Diagnose Tuberkulose.

These II. Hartnäckiges Fieber ist keineswegs pathognostisch für Tuberkulose. Das klinische Bild der Tuberkulose der Kinder ist im Beginn undeutlich und uncharakteristisch. Dem Kinde merkt man wohl die seltenere akute Erkrankung an Tuberkulose, nicht aber den schleichend progredienten Infekt an; kommt doch die schreckliche tuberkulöse Meningitis fast immer wie der Blitz aus heiterem Himmel. Selten einmal, daß eine besorgte und aufmerksame Mutter solchem Kinde am Stimmungsumschlag, an der Unlust zum Spielen, Essen und Trinken das gesundheitlich begründete Mißbehagen anmerkt. Die bei Kindern nicht seltenen subfebrilen Temperaturen, rectal bis 38° C und etwas darüber, sind keineswegs immer oder auch nur häufig durch Tuberkulose bedingt; solche Hyperthermien unbekannter Ätiologie kommen bei scheinbar ganz gesunden, tuberkulinnegativen Kindern vor. Kinder mit schleichend progredienter Tuberkulose fiebern zwar auch mal, und zwar meist unregelmäßig niedrig, in der Regel aber sind sie fieberfrei; die Blutkörperchensenkung, bei Kindern technisch oft schwierig, schließt, wenn normal, einen aktiven tuberkulösen Prozeß so wenig aus, wie die Beschleunigung der Senkung ihn beweist; für die Linksverschiebung im weißen Blutbild gilt das gleiche. Wichtig ist aber, zu wissen, daß Säuglinge einen normalen Lymphocytenwert bis über 50% aufweisen, der mit den Lebensjahren bis zur Pubertät allmählich auf den Normalwert von 25% zurückgeht. Schließlich stellen die blassen, schmalen, unterernährten, ja zuweilen krankhaft anämisch aussehenden Kinder keineswegs den Hauptanteil der Tuberkulosekranken, als die sie uns oft präsentiert werden; im Gegenteil, gerade die prallen, vollen Kinder, öfter allerdings von exsudativ-diathetischem Habitus, sind häufig Träger eines zunächst wenigstens aktiven tuberkulösen Prozesses. — Zu den ersten klinischen Erscheinungen einer tuberkulösen Infektion gehören Tuberkulide der Haut, durch hämatogene Frühstreuung entstanden, die nicht selten sind und nach denen der Körper der Kinder sorgfältig abzusuchen ist; ferner das Erythema nodosum, bei Kindern fast immer tuberkulöser, bei Erwachsenen häufig rheumatischer Ätiologie, und allenfalls das bekannte Bild der Skrofulose mit den dicken wulstigen Lippen, den Lidrandekzemen und Ekzemen an anderer Stelle, Phlyktänen, Lymphknotenschwellungen, die keineswegs immer eine tuberkulöse Infektion der Lymphknoten bedeuten; ferner nicht ganz selten Otitiden zweifelhafter Ätiologie. Die Skrofulose ist heute auf einen engeren Symptomenkreis reduziert, als man ihr früher einräumte, indem sie nicht eigentlich als manifeste Tuberkulose gilt, sondern als eine Paupertätserscheinung bei tuberkuloseinfizierten Kindern auf Grund einer exsudativen Diathese, als eine Paratuberkulose gleichsam, als toxische Fernerscheinung verborgener tuberkulöser Herde. Mir scheint sie erheblich seltener geworden, obwohl heute die Paupertät in Deutschland bis zur Gruppe früherer Millionäre hinaufreicht. — Erste extrapulmonale Absiedelung ist recht oft die Spina ventosa, die ja ein so typisches Bild ist, daß sie eigentlich nicht verkannt werden sollte.

These III. Die Röntgenuntersuchung ist die Methode der Wahl. Muß der Arzt sich also damit vertraut machen, daß weder das äußere Bild des Kindes, noch sein Gebaren, noch irgendwelche Symptome, noch im Blutbild sich spiegelnde Reaktionen den zuverlässigen Weg zur richtigen Diagnose weisen, oft nicht einmal den Verdacht bei ihm zu erwecken brauchen, so muß er sich andererseits auch von der Illusion frei machen, er könnte mit seinen üblichen Untersuchungsmethoden die Tuberkulose finden oder gar ausschließen. Unlängst vergangene Zeiten haben sich unendliche Mühe gegeben, auf dem Weg der physikalischen Diagnostik zum Ziel zu kommen. Heute lohnt es sich gar nicht mehr, die Überbleibsel einer überfeinerten Technik aufzuzählen oder gar kritisch zu besprechen. Sie gehören auf den Scheiterhaufen, denn sie stiften nur Schaden; haben sie doch durch die irrige Diagnose der Bronchialdrüsentuberkulose nicht nur zahllose Mütter in tausend Ängste gestürzt, sondern uns auch eine Inflation von Heilstättenbetten für tuberkulöse Kinder beschert. Der physikalische Befund bei der thorakalen Tuberkulose der Kinder ist überwiegend negativ. Wir haben gelegentlich ein Kind mit Paketen kartoffelgroßer Hilusdrüsen durch mehrere Oberärzte untersuchen lassen; sie haben gar nichts gefunden. Auch die häufigen perihilären, primären und sekundären Infiltrierungen sind physikalisch nur zu finden, wenn sie etwa lappenfüllend groß werden; die sog. Hiluskatarrhe sind nur im Verein mit positiver Tuberkulinprobe und positivem Röntgenbefund zu bewerten. Die Miliartuberkulose und gar die diskrete hämatogene Streuung wird der raffinierteste Untersucher alter Schule physikalisch nicht entlarven können. Die Röntgendurchleuchtung, besser noch die Aufnahme, ist heute unsere souveräne Untersuchungsmethode. Bei der Durchleuchtung muß das Kind gedreht werden, um Drüsenschatten aus der Verdeckung herauszuholen; wichtig ist auch neben dem üblichen sagittalen die Benutzung des frontalen Strahlengangs, der einen Überblick gibt über den HOLZKNECHTschen Raum zwischen Wirbelsäule und großen Gefäßen, das hintere Mediastinum, wo eine Schattenbrücke, diesen Raum überquerend, ein Drüsenpaket anzeigen mag. Die Durchleuchtung und Aufnahme von Säuglingen ist recht schwierig; man kann das Kind an den erhobenen Ärmchen halten und durch Zug an den Füßen in die richtige Lage bringen. Für die beim Kleinkind unentbehrliche Kurzaufnahme braucht man einen Hochleistungsapparat; am besten dient uns ein 4-Ventilröhrenapparat. — Die Deutung des Röntgenbildes erfordert Erfahrung, die nur praktisch erworben werden kann; die Überwertung eines großen Hilusschattens in einer zu weichen Röntgenaufnahme hat unzählige Fehldiagnosen verschuldet, ebenso der sog. Schornsteinschatten bei Säuglingen. Der Praktiker, der nicht selbst Sicherheit in der Beurteilung von Röntgenbefunden besitzt, muß sich Rat holen bei einem Tuberkulosefacharzt, einem Röntgenologen oder einem Kinderarzt; es gibt vorzügliche Kenner der Kindertuberkulose in allen drei Bereichen; aber nicht wenige sind selbst ganz unsicher, ohne das freilich immer zu wissen oder zuzugeben.

3. Entsteht die Lungentuberkulose Erwachsener und Jugendlicher durch direkte Ansteckung?

An den praktischen Arzt ergeht sehr oft die Frage, ob nicht nur die Tuberkulose der Kinder, sondern auch die Lungentuberkulose eines Erwachsenen, die er heute so stürmisch wie eine akute Infektionskrankheit auftreten sieht, unmittelbar durch Ansteckung entsteht, also die Frage der exogenen Entstehung. Der Fürsorgearzt, dessen Arbeitsform unter anderem die Suche nach der Exposition umfaßt und der demzufolge viel Ansteckungsgefährdung findet, unterliegt leicht der Versuchung, sie zu überschätzen. Und als gar ASSMANN das sog. Frühinfiltrat als typischen exogenen Ansteckungsherd ansprach, gewann diese Auffassung viel an Boden. Dazu kam die neuerliche Erfahrung, daß viele von den gefährlichen Lungentuberkulosen der Jugendlichen, der Altersklasse von 18—22 Jahre, auf die im Kapitel 6 S. 24 näher eingegangen wird, unmittelbar auf einer Erstansteckung beruhen. Und schließlich ist es für ein etwas primitives Suchen nach der Kausalität recht bequem, Infektion und Krankheit in unmittelbarer Beziehung zu glauben. Der Pathologe ist kritischer; er glaubt nur, was er sieht. Und er sieht als ersten Herd nach der abgeheilten Erstansteckung immer den Spitzenherd, nicht das infraclaviculäre Frühinfiltrat; er sieht viel Zusammenhänge, die klinisch nicht zu erkennen sind, sowie viel Exacerbationen in alten Herden, auch in akuter Form, die klinisch einen akuten Beginn vortäuschen mag. So ist er geneigt, das Frühinfiltrat als exogenen Ansteckungsherd zu entthronen.

Nun kam aber die Epidemiologie mit der Feststellung einer Tuberkuloseübersterblichkeit der Ehegatten von Phthisikern und der beruflich tuberkulosegefährdeten Ärzte, Schwestern und Krankenpfleger. Und da stellte sich der Begriff der Superinfektion als Gedankenbrücke zur Verfügung. Wenn die Erstansteckung das Individuum nur stigmatisiert, allergisch, vielleicht temporär immun, nicht aber krank macht, so könnte eine Zweitansteckung unmittelbar zur Krankheit führen. So ist der Gedankengang; und daß es eine solche Superinfektion nur bei der Tuberkulose und bei keiner anderen Infektion gibt, das stört den nicht, der phantasiebegabt zu spekulativem Denken neigt. So gehen heute, mit mehr Temperament als Sachlichkeit geführt, die Kämpfe um diese Begriffe. Die Frage nach der unmittelbaren Bedeutung der Infektion ist zur Glaubenssache geworden. Während in Friedensverhältnissen die Entstehung der

Lungentuberkulose bei älteren Erwachsenen aus der ersten Ansteckung, also die endogene Entstehung, sicherlich weitaus überwiegt und Konstitution und Disposition weitgehend das Tuberkuloseschicksal bestimmen, ist heute bei zahlreichen Menschen einerseits durch Hunger, Flüchtlings-, Kriegsgefangenenelend die Disposition zur Erkrankung, und andererseits durch den katastrophalen Mangel an Wohnraum und die Menschenpferchung in Lagern und Verkehrsmitteln auch die Ansteckungsgefahr, die Exposition. ganz außerordentlich erhöht. Ein Mehrfaktorengesetz formt das epidemiologische Tuberkulosebild; es kann in seinen einzelnen Sparten: der Konstitution, der Disposition, der Exposition und der sozialen und hygienischen Situation heute schon gar nicht durchschaut werden; doch ist es wohl nicht zweifelhaft, daß Ansteckungsgefahr und Umweltfaktoren Tuberkuloseentstehung und Tuberkuloseablauf heute in viel höherem Maße regulieren als in normalen Zeiten.

4. Der schleichende Beginn der Lungentuberkulose Erwachsener.

Es sei gestattet, die Anfänge der Lungentuberkulose Erwachsener ein wenig schematisch durchzusprechen; sie sind dem Praktiker, zum Teil wenigstens, zu wenig geläufig. Wir unterscheiden heute einen schleichenden und einen akuten Beginn. Bleiben wir beim schleichenden Beginn. Kommt der Kranke mit geringfügigen Beschwerden zum Arzt, so sind diese keineswegs immer oder auch nur häufig wegweisend. Zwar können Erscheinungen von seiten des erkrankten Organs im Vordergrund stehen, aber sie sind meist wenig charakteristisch: morgendlicher Husten und morgendliche Verschleimung, vom Kranken selbst sogleich als Raucherkatarrh serviert und als solcher gern vom Arzt leichter Hand akzeptiert, ab und zu Bruststiche, die bei allen Erkrankungen der Brustorgane und auch ohne deutliche Krankheit vorkommen, auch Beklemmungen und Druckgefühle sind ja nun nicht gerade Leitsymptome der Tuberkulose. Und da stellen sich allerlei Bagatelldiagnosen zur Verfügung: Erkältung, Grippe, trockene Pleuritis, die dem Arzt gestatten, den Kranken rasch zu beruhigen — und rasch los zu werden. Wird mit Rauchverbot, Brustumschlägen, Expektorantien oder Alkaloiden Besserung erzielt, so sind Arzt und Patient zufrieden. Gewiß, der Arzt kann solchen Symptomen, die ja oft unbedeutende Ursachen haben, mindestens zunächst, nicht viel Zeit opfern, aber an der so ungeheuer wichtigen Diagnose einer beginnenden Lungertuberkulose darf er in solcher Weise nicht vorbeigehen.

Öfter klagt der Kranke über Beschwerden allgemeiner Natur: Mattigkeit und Schlappheit, leichte Ermüdung und Abgespanntheit,

Unlustgefühle, Unlust zur sonst gern geleisteten Arbeit, Gewichtsabnahme, subfebrile Temperaturen, Neigung zu Schweißen. Recht beliebt sind in solchen Fällen bei viel beschäftigten Ärzten die Diagnosen Neurasthenie, Neurose, Hysterie u. dgl. Indessen, man hüte sich, diese Krankheitsgruppen zum Sammeltopf unklarer Befunde zu machen. Symptome solcher Art werden zwar häufiger noch als durch Tuberkulose durch endokrine Störungen, insbesondere Thyreotoxikose hervorgerufen, aber immer ist erst die Tuberkulose und dann die Thyreotoxikose (Grundumsatzbestimmung!) auszuschließen, denn jene Diagnosen rein nervöser Erkrankung sind nur berechtigt, wenn organische Leiden und organbedingte Funktionsstörungen ausgeschlossen sind oder wohl charakterisierte Krankheitsbilder vorliegen, wie z. B. die große Hysterie. Für die Frage, wieweit die Neurasthenie heute überhaupt noch als selbständiges Krankheitsbild Geltung hat und wo die Wurzeln der Neurose zu suchen sind, ist dieses Büchlein und sein Verfasser nicht zuständig.

Maskierte Tuberkulose. Schlimmer ist es, wenn bei einer beginnenden Lungentuberkulose Symptome auf ein anderes Organ hinweisen, wenn, wie SOKOLOWSKY und besonders der unlängst verstorbene Wiener Kliniker WILHELM NEUMANN es gut charakterisierten, die Tuberkulose eine Maske trägt. Gar nicht selten z. B. sind Magenbeschwerden die ersten Symptome einer Lungentuberkulose, hervorgerufen durch die bei ihr häufige Subacidität, Anacididät oder Achylia gastrica. Gelegentlich kann, wie W. NEUMANN betont, eine Pleuritis diaphragmatica die Symptome eines Ulcus ventriculi oder duodeni, ja einer Cholecystitis oder gar Appendicitis vortäuschen und längere Fehlbehandlung in diese Richtung lenken; Verwachsungen des Zwerchfells mit der Pleura pulmonalis basalis sind besonders häufig, und zwar meist als Residuen eines pleuranahen Primärherdes. Während der Pleuraprozeß längst abgeheilt ist, können Zerrungsschmerzen recht fatale Beschwerden verursachen; auch können entzündliche Erscheinungen am Zwerchfell auf den Magen übergreifend ihn direkt in Mitleidenschaft ziehen oder auch den Vagus oder den Sympathicus durch Zerrungen irritieren. Daß ein tuberkulöser Primärherd im Darm mit Übergreifen auf die Mesenterialdrüsen zu ähnlichen Fehldiagnosen verleitet, sei hier nur erwähnt, weil mittlerweile der wesentliche Sitz der aktiven Tuberkulose die Lunge sein kann.

Bei einer dritten Gruppe von Kranken mit schleichend beginnender Lungentuberkulose stehen Herzbeschwerden im Vordergrund. Schlafstörendes Herzklopfen und Herzarrythmien, Depressionsgefühl, das sich bis zu Angstzuständen und Angina pectoris-ähnlichen Anfällen steigern kann, richten die Aufmerksamkeit des Arztes ganz auf das Herz, an dem aber außer einer gelegentlichen Vergrößerung der absoluten Herzdämpfung und Palpitationen ein objektiver Befund meist nicht zu erheben ist, auch nicht im Elektrokardiogramm. Die erwähnten Erscheinungen können auf Pleuraverwachsungen mit dem Perikard, die vom Primärkomplex zurückgeblieben sind und zuweilen auch das Perikard selbst befallen haben, auch auf Vergrößerungen, Verwachsungen und Schrumpfungen der Bronchialdrüsen, die ja stets mit ergriffen sind, auf Zerrungen am Vagus mit vagotonischen oder am Sympathicus mit sympathikotonischen Symptomen beruhen; sie können. wenn die aktive Lungentuberkulose bereits im Gange ist, toxischer Natur sein. Fehlt also ein das Krankheitsbild klärender Herzbefund, so ist auch an diese Dinge zu denken.

Zweifelhafter ist der Zusammenhang rheumatischer Erkrankungen mit der Tuberkulose. Auch der PONCETsche Rheumatismus ist in seiner Ätiologie noch umstritten und ob die Arthritis deformans, die DUPUYTRENsche Kontraktur, die Ischias wirklich ursächlich auf eine okkulte Tuberkulose zurückzuführen sind, wie manche Autoren meinen, ist um so unsicherer, als viele Formen des chronischen Rheumatismus unbestritten auf Kokkeninfektionen, andere auf Lues zurückzuführen sind, auch von vielen Autoren ein eigenes Virus mindestens für die Polyarthritis rheumatica acuta angenommen wird. Die Diagnose ex juvantibus, aus der vielfach beobachteten Wirkung einer Tuberkulintherapie hergeleitet, ist nicht schlüssig, weil auch andere Reiztherapiearten einen Rheumatismus sichtlich bessern können. Immerhin ist auch bei solchen Erkrankungen, die ätiologisch unklar sind, an Tuberkulose zu denken und nach ihr zu fahnden.

5. Lungentuberkulose mit akutem Beginn.

Auch die akuten Tuberkuloseformen geben dem Arzt mancherlei Rätsel auf und können ihn vor erhebliche diagnostische Schwierigkeiten stellen, denn auch beim akuten Beginn sind die Symptome nicht immer, ja nicht einmal häufig, eindeutig.

In Lehrbüchern der Inneren Medizin kann man den Hinweis finden, daß verzögertes Abklingen der Krankheitserscheinungen eines akuten Katarrhs und verzögerte Erholung auf beginnende Tuberkulose verdächtig sind. Das ist schon richtig. Trotzdem ist dieser Hinweis unzulänglich. Denn auch bei der Tuberkulose können die Initialsymptome flüchtig sein und ebenso rasch abklingen, wie beim akuten Katarrh. Der akute Beginn geht oft mit leichtem oder mittlerem Fieber einher, das aber schon nach 8 Tagen wieder abgeklungen sein kann; Husten und Auswurf, welch letzterer übrigens oft ganz fehlt, Stechen und etwaige Nachtschweiße können ebenso rasch gehen, wie sie gekommen sind. Und so liegen für den Arzt eigentlich ganz deutlich die Symptome einer leichten Bronchopneumonie vor, der dieser Beginn gleicht, wie ein Ei dem andern, und um die es sich ja in Wirklichkeit auch handelt. Der Irrweg führt zur Annahme einer akuten Bronchopneumonie. Da aber die Unterscheidung der akuten und der tuberkulösen Bronchopneumonie für den Kranken lebenswichtig ist, muß sie mit allen Mitteln erstrebt werden. Von dieser Methodik handeln wir in einem späteren Kapitel.

Ein andermal sind die Erscheinungen eines akuten Tuberkulosebeginns anderer Art; leichtes Fieber und Stechen traten zwar auch auf, aber im Vordergrund stehen hartnäckiger quälender Husten und ausgesprochene Kurzatmigkeit. Bei solcher Art handelt es sich meist um etwas ausgedehntere Erkrankungen, um Streuungen, die von einem älteren okkulten Herd auf dem Blutweg, seltener auf dem Bronchialweg zustande kommen und sogleich größere Lungenbezirke ergreifen; daher auch die immerhin schon schwereren Erscheinungen. Während die Blutwegstreuungen zerstreute kleine Herde setzen, die mit zerstreuten bronchitischen Geräuschen und deutlicher Kurzatmigkeit an schwerere Bronchitis mit akutem Emphysem denken lassen, setzen die Bronchialwegstreuungen meist kompaktere pneumonische Herde, die von vornherein als schwere Bronchopneumonie oder croupöse Pneumonie imponieren. Der erfahrene Arzt wird das schwere Krankheitsbild sogleich erkennen; aber er wird doch stutzig werden, denn dieser Kranke bietet nicht den typischen Aspekt der akuten Pneumonie, die sogar eine erfahrene Krankenschwester auf den ersten Blick erkennt. Bei der akuten Pneumonie liegt der Patient mit hochroten Wangen, gequältem Gesichtsausdruck, flacher stark beschleunigter Atmung da, das Bild eines Kranken bietend, der, offenbar hochfieberhaft erkrankt, in seiner Sauerstoffversorgung plötzlich schwerst gefährdet ist. Die käsige Pneumonie hingegen ist nicht mit solcher Vehemenz entstanden. Zwar ist das Fieber hoch, aber es ist eine gewisse Gewöhnung eingetreten, und demzufolge sind die Wangen nicht hochrot; das Gesicht ist blaß und die Wangen zeigen allenfalls hektische Flecken. Auch ist der Kreislauf nicht schlagartig belastet, die Sauerstoffversorgung nicht momentan gefährdet, dem Herzen für eine gewisse Anpassung ein wenig Spielraum geblieben. Wenn solche wesentlichen Unterschiede beachtet werden, kann der Arzt der richtigen Diagnose auf die Spur kommen und ihr weiter nachgehen. Er wird den protrahierten Verlauf erwarten und die Prognose stellen können. Seit Kriegsende sind jedoch in inneren Kliniken Pneumonien beobachtet, die das typische klinische Bild der akuten Pneumonie boten, sich aber schließlich doch als käsige Pneumonien entpuppten.

Im Beginn einer Lungentuberkulose ist die Hämoptyse, die leichte Lungenblutung oder die Beimengung von reinem Blut zum Sputum ein häufiges Ereignis. Wenn der Kranke solche Blutung unbeachtet läßt, so muß man solchem Leichtsinn wohl Unkenntnis der Gefahr zugute halten. Wenn aber der Arzt sich mit der Annahme eines „geplatzten Äderchens im Hals oder in der Lunge“ schlechtweg begnügt, so ist das unverzeihlich. Beimengungen von reinem Blut zum Auswurf — gemeint ist natürlich nicht das charakteristische rostbraune Sputum späteren Verlaufs — kommen zwar im Beginn einer Pneumonie auch mal vor, sind aber so häufig Leitsymptom der beginnenden Lungentuberkulose, daß unbedingt sofort nach ihr gefahndet werden muß; ja der Kranke hat oft seinem Schicksal dankbar zu sein, wenn die initiale Hämoptoe die ernste Erkrankung in einem Stadium aufdeckt, das ihm Heilung fast in sichere Aussicht stellt. Das geplatzte Äderchen kommt in der gesunden Lunge überhaupt nicht vor, und im Hals darf es nur diagnostiziert werden, wenn es zu sehen ist.

6. Formen der Lungentuberkulose der Jugendlichen und der Erwachsenen.

Es ist für den praktischen Arzt recht schwierig, sich in dem Labyrinth der Tuberkuloseformen zurecht zu finden, denn sobald er das primitive Bild der Lungentuberkulose ergänzen möchte, das ihm, vielleicht vor Jahrzehnten, in der Inneren Klinik gezeigt wurde, gerät er in die Fänge der Systematiker.

Die TURBAN-GERHARDTsche Einteilung, heute veraltet und allermeist vergessen, RANKES Stadienlehre, ein wissenschaftlich hochwichtiger, aber schwer zu verstehender Versuch einer kausal ausgerichteten streng logischen Entwicklungslehre, die Qualitätsdiagnose nach ASCHOFF-GRÄFF, ULRICI, REDEKERS interessante Entwicklungsreihen, WILHELM NEUMANNS Ausarbeitung der Bilder der französischen Schule und viele andere Versuche: ein embarras de richesse, in dem sich der Teufel zurechtfinden mag. Es sei der Versuch gewagt, dem praktischen Arzt das Verständnis für die wichtigsten heutigen Anschauungen in einfacher Form zu bieten.

A. Die primäre Tuberkulose der Jugendlichen.

Mit dem Rückgang der Tuberkulosemortalität seit den siebziger Jahren bis vor dem zweiten Weltkrieg von 35 Todesfällen auf 10000 Einwohner zu 7 Todesfällen war natürlich auch die Tuberkulosemorbidität und mit ihr die Gelegenheit zur Ansteckung auf ein Fünftel gesunken. Aus dieser Abnahme der Exposition ergab sich eine Verzögerung der Durchseuchung. Während nach dem ersten Weltkrieg etwa 40% der Schulrekruten und etwa 60% der Schulentlassenen tuberkuloseinfiziert waren, fielen diese Prozentsätze bis zum Beginn des zweiten Weltkrieges auf etwa ein Viertel bei den Schulrekruten und etwa die Hälfte bei den

Schulentlassenen. Bei 16jährigen wurden zu gleicher Zeit 70% tuberkulinpositiv befunden, bei 18jährigen 80%; es war also etwa ein Viertel der Jugendlichen noch nicht mit Tuberkulose in Berührung gekommen. Die Tuberkulosefürsorge war geneigt, solche Verschiebung der Infektion in höhere Altersklassen auf der Kreditseite ihres Kontos zu buchen, doch erwies sie sich in der Folge als ein Pyrrhussieg.

Im Volksmunde sind die Tuberkulosen der Jugendlichen als galoppierende Schwindsucht bekannt genug; und bei den Tuberkuloseärzten sind sie sehr gefürchtet, weil sie das Hauptkontigent der Tuberkulosen stellen, die jeder Therapie trotzen, also prognostisch von vornherein infaust sind. Nun hat die Klinik viele dieser Erkrankungen schon seit langem als primäre Tuberkulosen erkannt, d. h. als Tuberkulosen, die direkt aus der späten Erstansteckung hervorgehen und in unmittelbar anschließender Entwicklung und unaufhaltsamer Progredienz ablaufen. Die Pathologie (STAEMMLER, W. KOCH, GIESE u. v. a.) hat diese Erkenntnis vollauf bestätigt. Während das Schulalter die weitaus niedrigste Tuberkulosemortalität aller Altersklassen aufweist, steht die der Jugendlichen mit an der Spitze. BRAEUNING hat einmal die Tuberkulosehinfälligkeit der Jugendlichen mit dem Hinweis tragisch beleuchtet, daß innerhalb von etwa 7 Jahren nach der Exposition prozentual ebenso viel Jugendliche wie exponierte Säuglinge ihrer Tuberkulose erlagen; die Letalität der Erstansteckungstuberkulose der Jugendlichen ist also ebenso erschreckend hoch, wie die der Säuglinge. Klinisch ist die primäre Tuberkulose oft daran zu erkennen, daß sie sich auf allen Wegen ausbreitet, also nicht auf die Lunge nebst Kehlkopf und Darm beschränkt bleibt, vielmehr oft auch lymphohämatogen streut, d. h. durch den Blutkreislauf auch Knochen und Gelenke, das Urogenitalsystem usw. erreicht, ja nicht ganz selten ihren Abschluß in der Meningitis findet, die bei der banalen Phthise bekanntlich sehr selten ist. Diese Ausbreitungsweise ist zwar pathognostisch für die primäre Tuberkulose, aber nicht ihre einzige Ausdrucksform, denn viele dieser primären Tuberkulosen der Jugendlichen bleiben, klinisch wenigstens, auf das Befallsorgan beschränkt. Vorsorge ist unendlich wichtig, zumal die Behandlungsaussichten von vornherein sehr unsicher sind; aber wie soll man heute den Jugendlichen in der ungeheuerlichen Dichte des Verkehrs vor der Tuberkulosegefahr bewahren?

B. Die Qualitätsdiagnose.

Bekanntlich hatte VIRCHOW die käsige Pneumonie nicht zur Tuberkulose gerechnet, ein Irrtum, der erst nach der Entdeckung des Tuberkelbacillus richtig gestellt wurde. Als zweite Form tritt sie hinfort neben den seit LAENNEC bekannten Tuberkel, der die produktive, Gewebe spezifischer Art bildende Phase präsentiert. Die ASCHOFFsche Schule hat den Entwicklungsgängen ein profundes Studium gewidmet. Als die Lungenröntgenaufnahme wenigstens ein Schattenbild tuberkulöser Lungenveränderungen lieferte, versuchte auch die Klinik die Unverständlichkeit mal rasanter, mal exquisit chronischer Tuberkulosen durch Entzifferung der anatomischen Veränderungen zu klären, was ihr aber erst sehr allmählich gelang. Über die heutige Auffassung ist in Kürze folgendes zu sagen:

a) Die primären Gewebsreaktionen: Exsudative und produktive Tuberkulose. Die exsudative Tuberkulose, die die Alveolarräume mit zelligem Exsudat füllt, hat zwei Gesichter, worauf schon vor Jahrzehnten der Pathologe TENDELOO hingewiesen hat: die circumfokale (TENDELOO: kollaterale) Entzündungszone um den eigentlichen Herd herum, hervorgerufen durch Tuberkulotoxine und vollkommen rückbildungsfähig (reversibel), die wir nach REDEKER „Infiltrierung" nennen; und die tuberkulöse Pneumonie, entstanden durch Bacillenstreuung auf den Luftwegen, die irreversibel ist, da sie, in Verkäsung übergehend, das Lungengewebe zerstört. Wir nennen sie im Beginn Infiltrat oder tuberkulöse Aspirationspneumonie, in vorgeschrittenem Stadium lobuläre oder auch lobäre (selten) käsige Pneumonie. Während bei der Infiltrierung eine restitutio ad integrum möglich ist, kann die käsige Pneumonie nur zu einer Heilung mit Defekt mit Neigung zu Rezidiven gebracht werden.

Die produktive Tuberkulose, so genannt, weil sie im LAENNECschen Tuberkel spezifisch tuberkulöses Gewebe produziert, verbreitet sich meist schleichend lymphogen durch Appositionswachstum oder hämatogen in Schüben. Die Tuberkel stehen einzeln oder als Konglomerattuberkel in Gruppen. Sie neigen einerseits zur zentralen und in Gruppen zur konfluierenden Verkäsung, andererseits stark zur Induration, zur Ausheilung, die immer Narben setzt.

b) Sekundäre Veränderungen des tuberkulösen Gewebes: Cirrhose und Kaverne. Vorwiegend bei der produktiven, seltener bei der exsudativen Tuberkulose, spielt die Induration, die bindegewebige, narbige Umwandlung von tuberkulösem Granulationsgewebe, besonders klinisch eine große Rolle. Während sie die Heilung einer Lungentuberkulose einleitet, führen umfangreiche Narbenbildungen zu Krankheitsbildern, die so eigenartig sind, daß klinisches Bedürfnis neben die exsudative und die produktive Tuberkulose als dritte Form die cirrhotische Phthise gestellt hat. Deren exquisit chronischer Verlauf läßt als typisch geltende Erscheinungen einer Lungentuberkulose häufig lange Zeit nicht aufkommen, so daß gerade diese Tuberkulosen oft jahrelang nicht erkannt werden; sie setzen aber durch exzessive Schrumpfung und Organverziehung die Leistungsfähigkeit des Organs erheblich herab. Die cirrhotische Phthise kommt zwar schon bei Kindern vor, auch nicht selten im mittleren Alter; aber sie ist recht eigentlich die Lungentuberkuloseform der älteren und alten Leute.

Die zweite und noch wichtigere sekundäre Veränderung tuberkulösen Gewebes ist die Verkäsung und Erweichung, die zur Bildung der Kaverne führt. Indem sie Tuberkelbacillen in das Kanalsystem der Lunge streut, nimmt sie die Sonderstellung einer zweiten Krankheit ein. Sie, und nur sie, ist der eigentliche Gefahrenpunkt im nosologischen Bilde der Lungentuberkulose; nach BRAEUNING bedeutet sie Tod innerhalb von 5 Jahren, wenn es nicht gelingt sie auszuheilen; sie kann auch dem Kranken die gräßlichsten Qualen bereiten, wenn ihre Bacillenaussaat auf Kehlkopf und Darm übergreift. Schließlich ist sie auch der epidemiologische Gefahrenpunkt, da sie mit der Ausstreuung enormer Bacillenmengen die Verbreitung der Tuberkulose bewirkt. Der Kampf gegen die Tuberkulose ist deshalb heute wesentlich ein Kampf gegen die Kaverne; er bedient sich in der Hauptsache chirurgischer Verfahren.

C. Die banale Phthise.

Der Versuch einer Qualitätsdiagnostik ist jahrzehntelang bekämpft worden, da die sog. Mischform die häufigste sei. Das ist sie auch! Aber die reinen Formen sind keineswegs selten; die akute Tuberkulose der Jugendlichen ist in der Regel eine rein exsudative Tuberkulose, die morphologisch nichts von produktiver Gewebsreaktion aufweist, und sehr viele chronische Tuberkulosen sind bis auf das Endstadium rein produktive Formen. Auch stimmt es schon — und die heute so häufigen foudroyanten Formen bestätigen es —, daß die bösartigen Formen meist verkäsende exsudative Tuberkulosen sind. Das häufigste klinische Bild und gar das anatomische Schlußbild ist gleichwohl die Mischform, weil in dem weitaus häufigsten wechselvollen chronischen Verlauf der Tuberkulose die exsudative und die produktive Gewebsreaktion nur Phasen sind, die sich gegenseitig ablösen. Diese banale Phthise — so möchten wir sie nennen — verläuft in Schüben. Die ungleichartigen Reaktionen laufen nicht nebeneinander, sondern nacheinander ab, was im Längsschnitt der Beobachtung immer wieder deutlich wird. Bedingt ist solcher Wechsel durch die Reaktionslage des Organismus, die einerseits vom immanenten Tuberkulosegesetz, d. h. dem gesetzmäßigen Aufbrauch unspezifischer und spezifischer Resistenz, andererseits weitgehend — und das sehen wir mit Schaudern an dem heutigen Tuberkulosegeschehen — von Umweltbedingungen gesteuert wird. Die soziale Lage, die in Ernährung, Wohnweise, Wärmeschutz durch Heizung und Kleidung, Seuchenschutz durch Sauberkeit und anderes mehr den Zivilisationsstand einer Bevölkerung kennzeichnet, führt uns in unserem unglücklichen

Vaterlande heute überwiegend die Bilder stürmischer Progredienz vor. In normalen Zeiten schieben sich zwischen die einzelnen Phasen neuen Fortschreitens immer wieder Remissionen mit Rückbildungs- und Heilungsvorgängen ein, und es mögen auch Perioden jahrelangen Stillstandes vorkommen, bis inneres Erleben oder äußere Not der Krankheitsentwicklung Vorschub leisten und neues Unheil seinen Lauf nimmt.

D. Das Bild des Endstadiums der Lungentuberkulose

wird von der Tuberkuloseart und der Lokalisation geformt. Mal stehen die toxischen Erscheinungen mit exzessiven Fieberwellen und einer typhös anmutenden Somnolenz, oft mit profusen Schweißen, mal bei fast völliger Zerstörung des Organs oder auch bei extremen Schrumpfungen die Atemnot oder das Versagen des Herzens ganz im Vordergrunde der Qualen. Die entsetzlichen Schluckbeschwerden bei Kehlkopftuberkulose können zu hohem Alkaloidverbrauch zwingen, der ja schließlich nicht lange dauern kann. Die unüberwindliche, auch den Willen lähmende Schwäche mag früher lebensfreudige Kranke zutiefst deprimieren und die Inanition bei schwerer Darmtuberkulose kann fast bis zur Mumifizierung gehen.

So wird denn die Aufgabe ärztlicher Hilfeleistung recht mannigfaltig. Heil dem Arzt, dem es gelingt, sich das Vertrauen seines Kranken bis zum letzten Atemzug zu erhalten. Die Sachlichkeit und Freundlichkeit einer geschulten Pflegerin kann dem Kranken bis zu seiner letzten Stunde eine große Hilfe sein.

E. Sonderformen.

Einige Sonderformen der Lungentuberkulose verdienen noch Erwähnung:

1. Einmal die Diabetestuberkulose. Stets pflanzt sich die Tuberkulose auf einen Diabetes drauf, nie umgekehrt; der zuckerhaltige Gewebesaft bietet offenbar den Bacillen besonders günstige Lebensbedingungen. Da der Diabetes überwiegend eine Krankheit mittleren bis höheren Alters ist, sehen wir auch die Diabetestuberkulose häufiger bei älteren Personen. Sie tritt meist akut und mit starker Reaktion auf, wahrscheinlich wohl auf Grund einer Neuansteckung. Wenn wir bei einer älteren Person einen großen exsudativen, oft schon einschmelzenden Herd sehen, so ist dieses Bild einerseits bei älteren Menschen so ungewöhnlich und andererseits so charakteristisch, daß wir gelegentlich die Diagnose Diabetes aus dem Lungenröntgenbild richtig gestellt haben. Der Erfolg der Behandlung solcher Tuberkulosen hängt ganz und gar von der Diabetesbehandlung ab; er erfordert niedrigen und konstanten Blutzuckerspiegel (Blutzuckertageskurven!), also, einleitend wenigstens, klinische Behandlung.

2. Die *Greisentuberkulose* stellt auch eine Sonderform dar. Nicht zwar die cirrhotische Phthise, die man oft darunter versteht, die aber keine Sonderform, sondern lediglich mit dem Individuum alt geworden ist und nun in's Greisenalter hineinreicht, sondern eine Neuansteckungstuberkulose, die nach biologischer Ausheilung der Erstansteckung wie eine primäre Tuberkulose abläuft, nur entsprechend der geringen Vitalität des Trägers weit langsamer. Sie hat nicht wie die cirrhotische Phthise im Obergeschoß, sondern im Mittel- und Untergeschoß der Lunge ihren Prädilektionssitz, auch streut sie oft im Bereich des großen Kreislaufs. Sowohl die cirrhotischen Phthisen der alten Leute wie die eigentlichen Greisentuberkulosen haben eine große epidemiologische Bedeutung, weil sie oft jahrelang nicht entdeckt oder verkannt werden, dabei massenhaft Bacillen streuen; und da Großmütter vielfach die Enkel betreuen, können sie Hauptschuldige in der Tuberkuloseverbreitung werden.

3. *Der geheilte Invalide und der sekundäre Phthisetod.* Wenn größere Lungenabschnitte der Zerstörung und Schrumpfung anheimfallen — ein Oberlappen kann bis zur Größe einer Pomeranze schrumpfen — und wenn außerdem, fast regelmäßig, die Pleuraräume beiderseits verschwartet sind, so resultiert durch sekundäres Emphysem phantastischen Ausmaßes und Grades eine schwere anatomische und mit ihr eine schwerste physiologisch-funktionelle Schädigung der Lunge. Die Therapie kann an solchen funktionellen Schädigungen wesentlich beteiligt sein. Nicht nur der Pneumothorax, der nach Exsudat mit mehr oder minder massiver Verschwartung ausheilt, schlimmer noch das ausgeheilte Empyem setzen die Funktion der Lunge auf einen Bruchteil herab; die verstümmelnden Operationen zielen ja geradezu darauf ab, eine Lunge auf die Dauer auszuschalten. Ich sah ein Zwerchfell nach Phrenicusexairese bis zur Höhe der zweiten Rippe heraufgezogen und öfter groteske Organverziehungen und -knickungen nach diesem Eingriff. Daß die Thorakoplastik und die Plombierung große Lungenteile auf die Dauer außer Funktion setzen, ist selbstverständlich und muß in Kauf genommen werden, aber diese Eingriffe sind auf das erträgliche Mindestmaß zu beschränken und die totale Plastik ist kaum tragbar.

Die Kapazität der Lunge und die Leistung des Herzens sind ja über normale Beanspruchung, selbst Schwerarbeit, zum Glück weit hinaus dimensioniert — man denke an den Marathonlauf — und vertragen schon eine erhebliche Reduktion; so konnten z. B. Träger eines Pneumothorax schwierige Hochtouren durchführen. Aber diese Sekundärvorgänge bei der Heilung der Tuberkulose gewinnen mit dem zunehmenden Alter des Kranken natürlich immer größere klinische Bedeutung. Und in diese schadhafte Lunge hinein pflanzen sich Sekundärkatarrhe und asthmatische Krampfzustände, Bronchiektasien und, heute zumal, gern

Bronchopneumonien und Stauungspneumonien, ein Sammelsurium, in dem sich auch der erfahrene Facharzt oft schwer auskennt.

Unausbleiblich schließlich ist bei solcher Entwicklung ein chronischer Myokardschaden. Es ist bekannt, daß Personen mit sehr schwerer Kyphoskoliose 40 Lebensjahre meist nicht wesentlich überschreiten, weil das von je überbeanspruchte Herz vorschnell gealtert ist und nun aus geringer Ursache versagt. Ähnlich geht es dem Phthisiker. Nach Heilung einer Lungentuberkulose bleibt gar nicht selten nur ein Invalide übrig; nicht etwa nur, weil, zugegeben, Tuberkulöse gern willensmäßig versagen, sondern weil die Funktion von Herz und Lunge für eine Durchschnittsleistung einfach nicht ausreicht. Solche Schädigung der Funktionen ist klinisch oft nicht leicht zu erkennen und richtig zu würdigen. Und doch muß der Arzt sie zu ihrem vollen Wert in Rechnung stellen, um dem Kranken nicht Unrecht zu tun. Ein Spirometer, dessen sachgemäße Anwendung aber einige mühsame Übung des Kranken erfordert, und einfache Herzfunktionsprüfung mit Pulsbeurteilung und Blutdruckmessung nach Anstrengung (Stuhlbesteigen), die ihm bessere Auskunft gibt als in solchen Fällen das Ekg, können dem Arzt schon zu einem einigermaßen richtigen Urteil verhelfen. Die exakte Funktionsprüfung der Lungen mit dem Knippingapparat wird in diesen Fällen das mehr-minder große Sauerstoffdefizit und die Kohlensäureüberlastung aufdecken, die seine Blausucht, seine Trommelschlägerfinger, seine Kurzatmigkeit begreiflich machen. Die Tuberkulose, des Pudels Kern, kann über alledem beinahe vergessen sein.

Und wenn die letzten Reserven des Herzens eingesetzt sind, so resultiert nur noch eine äußerst labile Vita minima, ein Kümmerdasein. Und ein Windhauch wirft diese Kranken im sekundären Phthisetod in die Grube.

7. Tuberkulose der Pleura.

A. Die tuberkulöse Pleuritis sicca.

Eine Sonderart des akuten Beginns einer Lungentuberkulose ist die Pleuritis tuberculosa, bei der wir bekanntlich die trockene und die exsudative Form unterscheiden.

Wie das Röntgenbild recht häufig erkennen läßt, nicht aber die physikalische Untersuchung, ist die trockene Pleuritis recht oft in Wahrheit eine exsudative Pleuritis mit einem Erguß, der klein blieb, weil die tuberkulöse Entzündung lokalisiert auftrat oder weil bereits vorhandene Verwachsungen die Bildung eines großen Ergusses nicht zuließen; die trockene Pleuritis kann allerdings auch von vornherein fibrinös und von einem Erguß nicht begleitet sein. Die Pleuritis kann Begleiterscheinung aller nur möglichen Lungenaffektionen sein, auch der Tuberkulose, und zwar bei dieser besonders gern des pulmonalen Primäraffekts. Die Pleuritis sicca ist aber auch eine recht beliebte Bequemlichkeitsdiagnose, eine diagnostische Sphinx, mit der alles firmiert wird, was diagnostisch nicht gleich unterzubringen ist. Beim akuten Auftreten der Pleuritis sicca mit deutlichen Erscheinungen (Fieber!) und sicherem Befund soll man sich um die ätiologische Klärung bemühen; wird sie anamnestisch angegeben, so sind die Auskünfte meist so ungenau, daß es sich kaum lohnt, ihnen nachzugehen.

B. Die Pleuritis exsudativa

gehört zu den Erkrankungen, die zwar in der Regel sogleich richtig erkannt, aber leider sehr häufig in ihrem Wesen verkannt werden. Es ist klar herauszustellen, daß es eine idiopathische exsudative Pleuritis, eine Pleuritis eigener Ätiologie, nicht gibt, daß sie vielmehr ausnahmslos Begleiterscheinung irgend einer Lungenerkrankung oder irgendeines Infektes ist. Die Pleuritis kann auftreten in Begleitung einer Pneumonie jeder Art, eines Lungenabscesses oder einer Lungengangrän, eines Tumors jeder Art, eines spontanen oder eines künstlichen Pneumothorax, einer Brustkorb- oder Lungenverletzung, eines Echinococcus oder einer Aktinomykose und mancher anderer seltenen oder mindestens bei uns im gemäßigten Klima seltenen infektiösen oder parasitären Krankheit. Sie kann Ausdruck eines septischen Infektes verschiedenster Art sein, z. B. durch Pneumokokken, Staphylokokken und andere Bakterieninfekte hervorgerufen werden und kommt demgemäß nicht selten beim Scharlach, aber auch beim Typhus abdominalis, bei der Polyarthritis rheumatica acuta und bei der Lues vor. Die Pleuritis exsudativa kann als Resultat eines kollateralen Reizes oder als Durchwanderungserscheinung bei Erkrankung benachbarter Organe auftreten, z. B. beim subphrenischen Absceß, bei tuberkulöser oder eitriger Peritonitis, beim Ösophagus- oder Magencarcinom usw.

Das Hauptkontingent der exsudativen Pleuritiden stellt aber unbestritten die Tuberkulose. Die beratenden Pathologen, Internisten und Tuberkuloseärzte der Wehrmacht haben sich 1944 nach eingehender Diskussion auf eine Formulierung geeinigt, die Allgemeingültigkeit haben sollte, daß nämlich jede Pleuritis exsudativa als tuberkulös anzusehen ist, für die eine andere Ursache nicht nachweisbar ist. Der Beweis kann nicht von seiten der tuberkulösen Ätiologie verlangt werden, weil auch im Tierversuch nur etwa drei Viertel solcher Pleuritiden als tuberkulös festzustellen sind, die sich im späteren Verlauf als zweifellos tuberkulös entpuppen. Andererseits kann der nicht tuberkulöse Charakter einer Pleuritis exakt erwiesen werden durch den unmittelbaren örtlichen Zusammenhang mit einer anderweiten Lungenerkrankung oder dem unmittelbaren zeitlichen Zusammenhang mit einer anderweiten

Infektion. Die Klarstellung fest im Auge zu behalten, daß jede isolierte Pleuritis exsudativa nicht tuberkulös sein kann, sondern ist, hat für Praktiker eminente Bedeutung. 50% der Kranken, die eine isolierte den Pleuritis exsudativa durchgemacht haben, erkranken später an einer fortschreitenden Tuberkulose, meist der Lungen, der sie oft erliegen, weil sie zu spät entdeckt wurde; weil die tuberkulöse Ätiologie der durchgemachten Pleuritis vom behandelnden Arzt nicht in Betracht gezogen oder sogar ausdrücklich verneint, eine nachgehende Kontrolle nicht durchgeführt wurde und Jahre vergingen, bis schleichend zunehmende Beschwerden den Kranken wieder zum Arzt und zur Feststellung einer weit vorgeschrittenen Phthise führten.

Die Pleuritis exsudativa hat bekanntlich eine typische Fieberkurve: Kontinua um 39° durch 14 Tage, dann lytischer Abfall. Die tuberkulöse Pleuritis exsudativa macht hiervon keine Ausnahme. Bleibt die Temperatur erheblich länger hoch, so muß eine Komplikation vorliegen. Am nächsten liegt es, eine Lungentuberkulose zu vermuten, die wegen der Abdeckung durch das Exsudat sehr schwer festzustellen, noch weniger auszuschließen, dabei von bösartigster Form (Miliartuberkulose!) sein kann; auch kann aus dem tuberkulösen Exsudat ein tuberkulöses Empyem geworden sein und das ist ja durch eine Probepunktion leicht festzustellen. Diese Kranken gehören baldmöglichst in klinische Behandlung.

Die tuberkulöse Pleuritis exsudativa tritt in allen Stadien der Tuberkulose auf. Sie begleitet erstens häufig die pulmonale Erstansteckung an Tuberkulose bei Kindern und Jugendlichen, auch häufig die Zweitansteckung (Superinfektion) familiär, domiziliär, in Verkehr oder Beruf der Tuberkuloseansteckung ausgesetzter jüngerer Personen und wird daher mit Recht als Charakteristikum der Berufserkrankung an Tuberkulose angesehen. Die Pleuritis ist zweitens oft Initialsymptom einer auf dem Blutweg sich ausbreitenden Tuberkulose, indem sie selbst durch hämatogene Streuung vom Primäraffekt aus entsteht. Es ist das wichtig zu wissen, weil jede postpleuritische örtliche Erkrankung im Bereich des kleinen wie des großen Kreislaufs auf Tuberkulose verdächtig ist und sogleich in dieser Richtung geklärt werden muß. Das gilt nicht nur für jede Erkrankung der Lungen, sondern auch für viele Erkrankungen des Knochensystems (Wirbelsäule an erster Stelle!) und des uropoetischen Apparates. Drittens schließlich ist es dem Arzt ja geläufig, daß die Pleuritis exsudativa bei allen Formen und in allen Stadien einer Lungentuberkulose auftreten kann. Hier ist sie oft eine Crux für den Therapeuten, indem sie die wichtige Kollapstherapie erschwert oder kompliziert. Ähnlich wie das Peritoneum bei vielen abdominellen Erkrankungen, ist die Pleura in der pulmonalen Pathologie die Achillesferse, die verwundbare Stelle. Mit der überaus großen

Empfindlichkeit ihres feuchten vulnerablen Endothels, mit der enormen Ausdehnung über weite Flächen geben diese Organe, das Peritoneum und die Pleura, jedem Infekt die Möglichkeit schlagartiger Ausbreitung; und selbst die Ausheilung ihrer Erkrankung ist oft noch mit dem Fluch schwerer Funktionsstörungen durch Verwachsungen und Verzerrungen belastet.

C. Das tuberkulöse Empyem

ist nur durch Probepunktion von der Pleuritis exsudativa sicher zu unterscheiden. Es ist außerdem für die Behandlungsaufgabe wichtig, es vom unspezifischen Empyem abzugrenzen. Bis zu einem gewissen Grade gelingt am Punktat das schon makroskopisch, da das unspezifische Empyem aus dickflüssigem rahmigem hellgelbem Eiter, das tuberkulöse aber aus dünnflüssigem, gelegentlich etwas bröckligem gelbgrünlichem Eiter besteht. Das unspezifische Empyem enthält in der Regel ganz überwiegend Leukocyten und, oft schon im Ausstrich erkennbar, immer aber in der Kultur, Streptokokken oder Staphylokokken (aureus, haemolyticus), seltener Pneumokokken, während im tuberkulösen Eiter Tuberkelbacillen gefunden werden; des Kulturversuchs (Eiernährboden) oder Tierversuchs (Meerschweinchen) bedarf es in der Regel nicht, weil die Frage, ob Tuberkulose, meist ohnedies klar zu beantworten ist. Die Antwort ist von großer Wichtigkeit, weil ein tuberkulöses Empyem niemals breit eröffnet werden darf, wie das ja bei mischinfizierten Empyemen von den Chirurgen heute noch recht oft geschieht.

D. Das mischinfizierte Empyem.

Sehr schwierig ist die Lage, wenn im sog. mischinfizierten Empyem neben Tuberkelbacillen Eitererreger gefunden werden; in diesen Fällen besteht sehr oft eine innere, in die Lunge hineingehende Fistel, was die notwendige chirurgische Behandlung bedeutend erschwert. Ist die Fistel gar so weit, daß der Kranke sein Empyem aushustet, so ist sein Zustand wahrhaft entsetzlich. All diese Kranken mit Empyemen gehören in klinische Behandlung, und zwar die septischen Empyeme zum Chirurgen, die tuberkulösen in die Tuberkuloseklinik. Neuerdings hat man bei septischen Empyemen mit Sulfonamiden oder Penicillin gute Erfahrungen gemacht; ein Versuch sollte deshalb der Operation oder der Absaugung nach PERTHES vorausgehen.

E. Der tuberkulöse Spontanpneumothorax

kommt, wenn auch glücklicherweise selten, bei der manifesten, meist schon sehr vorgeschrittenen Lungentuberkulose vor. Bestehen ausgedehnte Pleuraverwachsungen, so bleibt er klein, mitunter so klein, daß er physikalisch nicht entdeckt werden kann und nur röntgenologisch erkannt wird; dieser kleine Spontanpneumothorax ist für den Krankheitsverlauf meist von geringer Bedeutung. Bestehen keine oder geringe Verwachsungen im Pleuraraum, so entsteht ein großer Spontanpneumothorax, der physikalisch am ausgedehnten tief sonoren Klopfschall und dem plötzlich aufgehobenen Atemgeräusch sicher zu erkennen ist und bedrohliche Erscheinungen in Form starker Atemnot machen kann. Wirkt aber gar der entstandene Lungenriß als Ventil, das Lufteintritt in den Pleuraraum durch Klaffen beim Inspirium gestattet, nicht aber Luftaustritt, weil im Exspirium die Ränder des Risses sich aneinanderlegen, so kann durch das dauernde Hineinpumpen von Luft in den Brustraum akut ein lebenbedrohender Zustand eintreten, der sofort erkannt werden muß und zum sofortigen Handeln zwingt. Zu den Erscheinungen eines großen Spontanpneumothorax tritt nun die Verstreichung, ja Vorwölbung der Intercostalräume, die vorher meist eingesunken waren. Der Kranke ist mit kaltem Schweiß bedeckt und ringt verzweifelt nach Luft, womit er nur den Pneumothorax weiter vergrößert. Über die Behandlung sprechen wir im Abschnitt Therapie (s. S. 78).

8. Kehlkopftuberkulose und Darmtuberkulose.

Diese beiden Tuberkuloseformen werden hier zusammengefaßt, weil sie praktisch nur als Sekundärkrankheiten der offenen Lungentuberkulose eine Rolle spielen. Wie die Hauttuberkulose bei Melkern und Schlächtern und der Leichentuberkel bei Ärzten und Laboranten sind die Kehlkopf- und die Darmtuberkulose Impftuberkulosen; sie entstehen durch infektiöses Material, das auf die Haut oder Schleimhaut gelangte. Während es sich bei den erstgenannten Erkrankungen um exogene Beimpfungen handelt, im einen Fall mit bovinen Tuberkelbacillen von tuberkulösen Rindern, im anderen mit humanen Bacillen von Phthisikerleichen, liegen bei der Kehlkopf- und Darmtuberkulose Autoinfektionen vor, nicht eigentlich endogene, denn das Impfmaterial war ja bereits von der organischen Verbindung mit dem Infektionsträger, dem Kranken selbst, gelöst, war abgestoßen, nur noch nicht ganz aus dem Körper hinausgestoßen. Endogene, und zwar hämatogene Kehlkopfinfektionen kommen auch vor, sind aber verhältnismäßig selten und die hämatogene Darmtuberkulose ist sogar sehr selten. Exogen vom fremden Infektionsträger aus entstehende Kehlkopf- und Darmtuberkulose ist extrem selten. Während es sich nun bei den Hauttuberkulosen der Melker und Schlächter und den Leichentuberkeln mit seltenen Ausnahmen um abortive Prozesse handelt, die abheilen wie die Hauttuberkulose nach einer Zweitimpfung im berühmten Kochschen Grundversuch, setzen die Autoinfektionen im Kehlkopf und Darm

Lungenkranker leider fast immer progrediente Prozesse. Zunächst bilden sich zwar unter Durchwanderung der intakten Schleimhaut submuköse Tuberkel, aber sehr bald wird die Schleimhaut darüber nekrotisch, und es entstehen nun die berüchtigten Geschwüre, die in die Tiefe und die Breite weiter fressen.

A. Die Kehlkopftuberkulose.

In vielen Lungenheilanstalten ist es Sitte, die oberen Luftwege und die Ohren jedes neu aufgenommenen Kranken genau zu untersuchen, weil sich da häufig Tuberkulose oder störende Begleitkatarrhe finden, die zu behandeln sind. Solche Forderung an den praktischen Arzt zu stellen würde zu weit gehen, denn bei geschlossener Lungentuberkulose kommen sehr selten Kehlkopftuberkulosen vor und auch etwaige Begleitkatarrhe spielen keine Rolle von Bedeutung. Sobald aber bei offener Lungentuberkulose auch nur die geringsten Erscheinungen auf eine Erkrankung des Kehlkopfes hinweisen — geringe Heiserkeit, Hustenkitzel im Kehlkopf, gar Schmerzen beim Schlucken — ist die genaue Untersuchung des Kehlkopfes dringendes Gebot. Ist der praktische Arzt mangels Übung dieser Aufgabe nicht gewachsen — sie kann auch mal recht schwierig sein und Lokalanästhesie erfordern — so muß er sogleich den Laryngologen oder den Tuberkulosefacharzt zu Rate ziehen. Denn die Kehlkopftuberkulose ist nur im ersten Beginn heilbar und bereitet andererseits im Fortschreiten dem Kranken oft die größten Qualen.

B. Die Darmtuberkulose

bereitet nicht etwa nur in der Ambulanz, sondern auch in der Klinik große diagnostische Schwierigkeiten. Sind die klinischen Erscheinungen schon deutlich, ja sind auch nur Verdachtsmomente gegeben, die auf den Darm hinweisen, so liegt meist schon ein vorgeschrittener Prozeß vor, der kaum noch Behandlungsaussichten bietet. Genau wie die schleichend beginnende Lungentuberkulose kann sich die Darmtuberkulose zu einem schwersten Leiden entwickeln, ohne daß auch nur die leisesten Anzeichen einer Darmerkrankung zu erkennen gewesen waren. Ich verlor einst an einer linksseitigen Pneumonie einen Kranken, der wegen einer kavernösen Tuberkulose der anderen Lunge bei uns in Pneumothoraxbehandlung stand; er war fieberfrei gewesen, hatte überhaupt keine Krankheitserscheinungen mehr gehabt und 20 Pfund zugenommen. Bei der Obduktion fanden wir das Coecum und das Ascendens ganz und gar von einer gereinigten tuberkulösen Geschwürsfläche eingenommen, in der nur noch einige Schleimhautinseln standen. — Für eine Frühdiagnose muß nach der Darmtuberkulose systematisch gesucht werden, wie nach der unbekannten Lungentuberkulose auch.

Nun engt sich zwar für solche Suche der Personenkreis sehr stark dadurch ein, daß die Darmtuberkulose so gut wie ausschließlich Begleiterscheinung einer offenen Lungentuberkulose ist, und die recht seltenen Ausnahmen eine systematische Suche nicht rechtfertigen würden. Aber während uns für die Suche nach der unbekannten Lungentuberkulose die von dem Brasilianer ABREU· vorgeschlagene und ausgearbeitete Schirmbildmethode ausgezeichnete Dienste leistet, ist die Diagnose der beginnenden Darmtuberkulose an ein kompliziertes Röntgenverfahren gebunden, das mit Kontrastfüllung des Darmes per os und per rectum an zwei verschiedenen Tagen mit minutiöser fachärztlicher Arbeit über das Colon zwar ausgiebige Auskunft gibt, aber das Ileum unzulänglich darstellt. Es handelt sich also um eine klinische Methode mit recht beschränkter Wirkungsbreite. Da örtliche Erscheinungen der Darmtuberkulose Spätsymptome sind, die nicht abgewartet werden dürfen, sind solche offen Tuberkulöse auf Darmtuberkulose zu untersuchen, die mit Unstimmigkeiten im Krankheitsbild auffallen, also Kranke, bei denen man nach Art, Verlauf und Ausdehnung ihrer Lungentuberkulose fieberfreien günstigen Verlauf erwarten kann, die aber subfebril bleiben, hohe Senkungswerte behalten, keine Erholungsfähigkeit zeigen, auch mal ausgesprochen anämisch sein mögen, ohne daß für diese Symptome eine andere Erklärung zu finden wäre. Aber selbst mit systematischer Suche bei solchen disharmonischen Krankheitsfällen haben wir klinisch im Endstadium der Tuberkulose nur einige 50% Darmtuberkulosen erkannt, autoptisch aber bei 1000 Sektionsfällen einige 90% gefunden, von denen freilich ein Teil nur sehr geringe Ausdehnung hatte und deshalb auch röntgenologisch nicht zu finden war.

9. Differentialdiagnostische Erwägungen.

A. Fragliche Tuberkelbacillen.

Sind im Sputum eines Kranken Tuberkelbacillen gefunden worden, so entfallen in der Regel differentialdiagnostische Überlegungen. Aber selbst diese wichtige diagnostische Stütze ist nicht pupillarisch zuverlässig. Es ist mir und vielen Tuberkuloseärzten immer wieder begegnet, daß der gemeldete Bacillenbefund im Widerspruch stand zu dem klinischen Bild; die Sputumuntersuchung war in solchen Fällen veranlaßt, um den Tuberkuloseverdacht auszuschließen. Natürlich sind auch die Untersuchungsämter nicht frei von menschlichen Schwächen und Irrtümern, und auch in diesen Ämtern irrt sich eine Laborantin mal im Befund oder verwechselt Nummer oder Anschrift. Wenn man in solchen Fällen die Untersuchung wiederholt, selbst oft wiederholt, so taucht nie wieder ein positiver Befund auf, und erst dann wird der neue Tuberkuloseverdacht wieder hinfällig. Solche angeblich positive Kranke sind öfter jahrelang zuverlässig beobachtet worden, ohne daß jemals auch nur der Verdacht auf Tuberkulose wieder erstand.

Noch einer anderen Tücke der Methodik ist solcher Bacillenbefund ausgesetzt. Der Tuberkelbacillus gehört bekanntlich zur Gruppe der Säurefesten, und das übliche Verfahren des Tuberkelbacillennachweises im Sputum fußt auf der Feststellung säurefester Bacillen. Nun sind aber auch manche andere in der Natur vorkommende Bacillen säurefest, der Heu- und Grasbacillus z. B., Bacillen, die sich in Beschlägen von Messinghähnen der Wasserleitung oder der Messingblasinstrumente finden, die Smegmabacillen und andere mehr. Niederträchtig ist die Gewohnheit unechter Säurefester, sich als harmlose Saprophyten in nicht tuberkulösen Lungenherden anzusiedeln, vor allem in Bronchiektasien, aber auch in eitrigen Abscessen oder im zerfallenden Carcinom. Hier können die diagnostischen Schwierigkeiten recht erheblich sein: aber sobald der Zweifel an der Echtheit dieser Tuberkelbacillen auftaucht, rettet der Tierversuch, notfalls der Kulturversuch die Situation, indem er die Unechten entlarvt.

Ernsthafter sind die Schwierigkeiten differentialdiagnostischer Erwägungen, wenn Tuberkelbacillen im Sputum nicht gefunden werden; denn ein Großteil der aktiven Lungentuberkulosen ist ja geschlossen; dies mußte freilich erst wieder gelernt werden; denn nach der Entdeckung des Tuberkelbacillus stand und fiel die Diagnose mit dem Bacillennachweis, was eine schwere Belastung für die Therapie bedeutete. Nicht selten wird von Kranken tuberkelbacillenhaltiges Sekret nur in Abständen von Tagen bis Wochen ausgestoßen oder die Bacillen sind so spärlich, daß sie auf Anhieb auch mit der Antiforminmethode nicht gefunden werden, vielmehr das Sekret bis zum positiven Resultat öfter untersucht werden muß. Man spricht dann von fakultativ offener Lungentuberkulose, ein Ausdruck, der sprachlich anfechtbar, aber eingebürgert ist. Die Träger solcher Tuberkulosen sind zwar praktisch nicht infektiös, aber der Befund ist wichtig, weil er die Gefahr der intracanaliculären Streuung einschließt.

Vier Gruppen von Lungenerkrankungen können in diagnostische Irrwege führen: akute und chronische infektiöse Erkrankungen der Lungen, Erkrankungen des Herzens und der Gefäße, die Staublungenerkrankungen und die primären und sekundären Tumoren.

B. Die croupöse Pneumonie

wird am typischen klinischen Bild und auch am charakteristischen physikalischen Befund in der Regel rechtzeitig erkannt; Verwechslungen mit einer hochakut beginnenden Lungentuberkulose kommen indessen vor und sind im Beginn nicht immer zu vermeiden, aber bei verzögertem Verlauf muß der Verdacht auf Tuberkulose auftauchen, und ihm muß nachgegangen werden. Die Erkennung des wahren Charakters einer lobären käsigen Pneumonie kann auch dem Vielerfahrenen große Schwierigkeiten machen; da deren Prognose absolut infaust und diese Tuberkulose in der Regel auch nicht ansteckend ist, weil der Kranke den Gewebszerfall nicht mehr erlebt, hat solche Verkennung indessen keine praktischen Konsequenzen.

C. Bronchopneumonie.

Da das klinische und physikalische Bild der akut beginnenden Lungentuberkulose dem der unspezifischen Bronchopneumonie gleichen und die klinischen Erscheinungen auch rasch abklingen können, ist die Verkennung der Ätiologie mindestens im Beginn begreiflich. Da aber die richtige Diagnose für den Erkrankten fast immer von lebenswichtiger Bedeutung und für die Behandlung solcher akuten Tuberkulosen jeder Tag kostbar ist, muß vom behandelnden Arzt verlangt werden, daß er an Tuberkulose denkt und alles tut, die Sachlage zu klären; die Sputumuntersuchung und röntgenologische Kontrolle solcher Erkrankungen werden ihn vor schwerwiegenden, allzuoft nicht wieder gut zu machenden Irrtümern bewahren.

D. Die chronische Pneumonie.

Die Unterscheidung der chronischen Pneumonie und der subchronischen Lungentuberkulose kann große Schwierigkeiten bieten und gelegentlich völlig unmöglich sein. Verzögerte Rückbildung pneumonischer Herde und Übergang in ein chronisches Stadium der Hepatisation und Induration sind erheblich häufiger, als in den Lehrbüchern steht; im Zweifelsfalle wird der Arzt recht tun, die in Wirklichkeit oft vorliegende Lungentuberkulose anzunehmen und seine Maßnahmen danach zu treffen. Daß die akute und subakute hämatogene Miliartuberkulose mit ihrem nicht seltenen Status typhosus auch der stationären Beobachtung schwierige diagnostische Aufgaben stellt, ist bekannt genug; anderweitige tuberkulöse Herde können den richtigen Weg weisen. Diese Kranken gehören schon ihres schweren Krankheitsbildes wegen ins Krankenhaus.

E. Der Lungenabsceß.

Mir scheint der Lungenabsceß in den letzten Jahrzehnten häufiger geworden zu sein; woran das liegen kann, ist schwer zu sagen. Die diagnostischen Schwierigkeiten, die er bietet, sind eigentlich nicht gar groß: der meist hochakute Beginn, die sehr reichliche, oft mundvolle, nicht selten fötide Expektoration, der Sitz der röntgenologisch fast immer nachweisbaren großen Höhle in den Untergeschossen kann von vornherein auf die richtige Spur leiten. Dazu kommt der Befund des Auswurfs, in dem bei tuberkulösen Kavernen Tuberkelbacillen so gut wie ausnahmslos vorhanden sind, und die hohe Leukocytose von 15000—30000 Leukocyten statt 6000—8000; ein kleiner, aber wichtiger Hinweis! Tuberkulöse Kavernen enthalten immer nur geringe Mengen von Sekret, das einen oft kaum zu erkennenden Kavernenspiegel bildet; Absceßhöhlen aber können bis zur Hälfte und darüber mit Eiter gefüllt sein. Größere Schwierigkeiten bietet der multiple, meist chronische Lungenabsceß; Schichtaufnahmen und Aufnahmen nach Kontrastfüllung (Jodipin 40%) können der Differentialdiagnose dienen. Diese Kranken, wie auch die mit akuten Abscessen, gehören, schon der eventuellen chirurgischen Indikation wegen, ins Krankenhaus.

F. Bronchiektasien.

Sackförmige oder zylindrische Bronchiektasien können diagnostisch verhältnismäßig einfach, gelegentlich aber auch recht schwierig sein. Sitz des groben physikalischen Befundes ausschließlich über beiden Unterlappen mit sehr reichlicher oft mundvoller Expektoration wohl gar noch fötiden Auswurfs sind Wegmarken. Sitzen aber die Bronchiektasien in einem der Oberlappen, dann wohl meist angeboren, und sind die klinischen Kennzeichen nicht unmißverständlich, liegt die Verwechslung mit Lungentuberkulose auf der Hand. Die Röntgenaufnahme nach Kontrastfüllung, schonender für den Kranken die Schichtaufnahme, klärt alsbald die Sachlage.

G. Der Spontanpneumothorax

bei Lungentuberkulose wurde schon besprochen (S. 33). Nun ist aber keineswegs jeder Spontanpneumothorax durch Lungentuberkulose bedingt; rezidivierendes (bis zu 6mal beobachtet) und familiäres Vorkommen bei Geschwistern und in der Geschlechterfolge beweist, daß eine Disposition, und zwar eine konstitutionelle, erbgebundene eine Rolle spielen kann. Die Frage, ob sich eine Tuberkulose hinter einem Spontanpneumothorax versteckt, kann schwer zu beantworten sein, weil Pleuraverwachsungen nach Tuberkulose, besonders Spitzenverwachsungen, die bei extremem Training oder Sturzflug u. dgl. mal abreißen können, ungemein häufig sind; oft wird längere Beobachtung notwendig, die Aktivität einer etwaigen Tuberkulose zu eruieren.

H. Die eosinophilen Infiltrierungen,

erst vor 15 Jahren durch LÖFFLER bekannt geworden, in unseren gemäßigten Regionen seltene parasitäre Erkrankungen der Lunge, und die merkwürdigerweise seltene Lues der Lunge, sind Erkrankungen, die hier nur mit dem Hinweis auf die Notwendigkeit fachärztlicher Klärung zweifelhafter Befunde erwähnt seien.

J. Stauungskatarrh.

Mit der Besprechung der Lungenbefunde bei Herzkrankheiten können wir uns kurz fassen. Es ist eigentlich nur das Bild der Stauung im kleinen Kreislauf, das hier interessiert. Das Bild eines Stauungskatarrhs kann nur irreführen, wenn in der Röntgenaufnahme nicht nur eine für Stauung charakteristische, nicht von der Aufnahmetechnik abhängige Verstärkung der Gefäßzeichnung erscheint, sondern auch eine weiche Fleckung, die Stauungspneumonie bedeutet, aber dem exsudativen Herdchen einer akuten Tuberkulose täuschend ähneln kann. Auch dieser Zweifel kann aber nur bestehen, wenn physikalisch am Herzen und röntgenologisch an der Herzsilhouette ein charakteristischer Befund fehlt, was bei Herzklappenfehlern recht selten und auch bei der Myokarditis (Dilatation, Ekg!) mindestens nicht häufig vorkommt. Ein Stauungstranssudat im Pleuraraum kann zwar bei Pleuraverwachsungen der einen Lunge auch mal einseitig vorkommen, aber zur Annahme einer tuberkulösen exsudativen Pleuritis kaum verleiten, da Ödeme oder Ascites (tuberkulöse Peritonitis?) nicht zu fehlen pflegen.

K. Lungenembolie und Lungeninfarkt.

Die Lungenembolie kann differentialdiagnostische Zweifel erwecken, wenn sie nicht durch Verschluß der Pulmonalarterie selbst oder eines ihrer Hauptäste plötzlichen Tod herbeiführt, sondern bei Teilverschlüssen in das Bild eines Lungeninfarktes übergeht, das auch durch Thrombose entstehen kann. Lungenembolien kommen bekanntlich bei peripheren Thrombosen sui generis oder nach Verletzungen, Operationen oder Geburten vor, auch bei septischen Herden der Peripherie. Sie bevorzugen die Untergeschosse der Lungen, können klinisch und physikalisch das Bild einer Bronchopneumonie bieten und erscheinen im Röntgenbild je nach der Lage der Basis des kegelförmigen Infarktes als runde, ovale (Kegelschnitt!) oder dreieckige Schatten. Irreführend ist besonders die Beimengung von Blut zum Sputum, das aber meist nicht frisch rot, sondern alt und bräunlich ist. Der infizierte Embolus führt zur Vereiterung des Lungeninfarktes und zum Lungenabsceß. Vor der Verwechslung mit Tuberkulose sollten neben dem Fehlen der Bacillen Anamnese und peripherer Befund schützen.

L. Staublunge und Lungentuberkulose.

Den Verdacht auf Staublunge ergibt schon die Anamnese; man muß allerdings wissen, daß zwar im Bergwerk vor Ort, bei Steinmetzen, Porzellanarbeitern usw. die Staublunge sich erst in Jahren zu entwickeln pflegt, daß aber bei Arbeiten mit dem Sandstrahlgebläse ohne Schutz nach Monaten schon schwere Veränderungen auftreten können. Das für die Staublunge charakteristische klinische Frühsymptom ist die auffallende und nach dem Röntgenbild, das allenfalls verstärkte Gefäßzeichnung und sonst in diesem Stadium noch gar nichts zeigt, schwer zu verstehende erhebliche Kurzatmigkeit. Im zweiten Stadium der Staublunge tritt meist schon eine sekundäre Bronchitis und auch deutliches sekundäres Emphysem auf; das Röntgenbild zeigt das für diese Periode typische Bild des Schneegestöbers, das an sich wohl mit dem einer Miliartuberkulose verwechselt werden könnte, während das dritte Stadium mit schwerster Atemnot, ausgedehntem Sekundärkatarrh und Sekundäremphysem einhergeht; das zugehörige Röntgenbild zeigt nun Ballungen, die Bildung doppelseitiger großer kompakter Herde, meist in Hilusnähe (Schmetterlingsfigur). Die größte Schwierigkeit bietet die Diagnose der Staublungentuberkulose, eine Kombination, die bekanntlich häufig ist. Werden Tuberkelbacillen gefunden (Falle: unechte Säurefeste!), so ist die Diagnose gesichert; aber die geschlossene Staublungentuberkulose ist ein Problem für sich, das zur Klärung klinische Beobachtung nötig macht.

M. Tumoren.

Die letzte Gruppe der differentialdiagnostisch wichtigen Erkrankungen umfaßt die Tumoren. Am häufigsten ist von gutartigen Geschwülsten die Dermoidcyste; auch Fibrome, Chondrome, Osteome und Teratome kommen vor. Die klinischen Erscheinungen können mit Atemnot, Druckbeschwerden und Herzerscheinungen mehrdeutig sein; aber das Röntgenbild mit dem großen, rundlichen und scharf begrenzten massiven Schatten klärt die Situation im Sinne eines Tumors, wobei allerdings die Frage nach Gutartigkeit oder Bösartigkeit längere Beobachtung nötig machen kann. Ein ganz ähnliches Bild bietet klinisch wie röntgenologisch der Lungenechinococcus, dessen Diagnose durch gleichzeitige anderweite Lokalisation (Leber!) oder die Komplementbindung geklärt werden kann. — Sehr viel häufiger und klinisch wichtiger, weil lebensbedrohend, sind die bösartigen Lungengeschwülste, die als Carcinome, sehr viel seltener als Sarkome und Endotheliome vorkommen. An erster Stelle steht unter ihnen das primäre Bronchuscarcinom, so genannt, weil das Lungencarcinom allermeist vom Bronchusepithel, selten vom Alveolarepithel ausgeht. Das klinische Bild ist, mindestens im Beginn, ganz uncharakteristisch: Druckbeschwerden im Thorax, unaufhörlicher Reizhusten, auch wohl etwas Katarrh, gelegentlich geringe Blutbeimengungen im spärlichen schleimigen Auswurf, die häufiger sind, als das als pathognostisch geltende himbeergeleeartige

Sputum. Verdächtig ist das Lebensalter des Erkrankten; denn die größte Häufigkeit dieser Carcinome liegt Mitte der fünfziger Jahre, während sie erheblich früher sehr viel und auch später deutlich seltener vorkommen. Männer sind stark bevorzugt; ich selbst sah sehr viele solcher Carcinome bei Männern und verschwindend wenig bei Frauen, was wohl darin seine Erklärung findet, daß bei der Entstehung dieser Geschwülste ständige Reize in den Atmungswegen eine ursächliche Rolle spielen, darunter exzessives Rauchen, Inhalation schädlicher Dämpfe (Chromsäure) und Substanzen (Tabakstaub, Schneeberger Lungenkrebs); dieser Umstand ist anamnestisch zu beachten. Das primäre Bronchuscarcinom wird heute nicht nur mit besseren Hilfsmitteln häufiger erkannt, sondern es ist auch nach Sektionsstatistiken, wohl durch die Zunahme jener Zivilisationsschäden, häufiger geworden; mir scheint übrigens, daß Personen mit dunkler Komplexion (Schwarzhaarige, Brünette) häufiger erkranken als Blonde. Die Entscheidung bringt das Röntgenbild, wenn es einen rundlichen etwas unscharf begrenzten massiven Herdschatten, meist im Mittelgeschoß am Hilus, zeigt, doch kann dies Bild durch das häufig frühzeitige Begleitexsudat oder durch Atelektase bei Bronchusverschluß verdeckt sein, auch kann infiltrierendes Wachstum (Lymphangitis carcinomatosa) solcher Geschwülste die röntgenologische Diagnose unmöglich machen. Das Exsudat ist oft blutig-serös oder bei älterer Blutbeimengung bräunlich und dadurch pathognostisch; der Bronchusverschluß kann durch Kontrastfüllung der Trachea (Jodipinstop) exakt festgestellt werden. Während das Sputum nur selten Bröckel enthält, die eine histologische Diagnose gestatten, kann im Zweifelsfalle durch Bronchoskopie geeignetes Untersuchungsmaterial gewonnen werden. Noch eins! Die **Blutkörperchensenkung** ist beim Bronchuscarcinom meist extrem beschleunigt; der Wert pflegt um 100 mm zu liegen, doch wird unter heutigen Ernährungsverhältnissen eine extreme Beschleunigung durch mancherlei Krankheiten herbeigeführt.

Es sei, obgleich nicht eigentlich zu unserem Thema gehörig, bemerkt, daß die Röntgenbestrahlung dieser Carcinome bei dem chronischen Verlauf bei älteren Personen wohl beträchtliche Rückbildung, auch für längere Zeit erreicht, niemals aber eine Ausheilung.

Ich sah vor Jahren einen Herrn, der die beträchtliche Besserung seines Bronchuscarcinoms nach Röntgenbestrahlung auf die geheimnisvollen Kräfte eines inzwischen zugezogenen berüchtigten Kurpfuschers bezog, bis der Rückfall ihn tragisch belehrte.

Bei jüngeren Personen kann rascherer Gewebszerfall mit Durchbruch in den Pleuraraum die fatale Folge der Röntgenbehandlung sein; heute muß man mit solcher Bestrahlung sicher sehr vorsichtig sein. Das Bronchuscarcinom befällt in der Regel nur eine Seite und hat auch wenig Neigung zur Metastasierung; das ist auffallend, da von der Lunge her der Blutweg über das linke Herz direkt in den großen Kreislauf hineinführt. Der Pathologe findet allerdings häufiger Metastasen, als der Kliniker sie entdecken kann. — Seltener als primäre Geschwülste in der Lunge kommen Metastasen von Carcinomen im Bereich des großen Kreislaufes in der Lunge vor; sie treten in der Regel in beiden Lungen, und zwar multipel auf. Der Chirurg sollte vor einer Carcinomoperation eine Röntgenuntersuchung der Lungen vornehmen, wo etwaige Metastasen ja so leicht festzustellen sind.

N. Die Lymphogranulomatose

gehört nicht eigentlich zu den bösartigen Geschwülsten, sondern wird heute als eine Lymphdrüsenerkrankung auf infektiös-bakteriotoxischer Basis aufgefaßt. Da sie launisch bald die, bald jene Lymphdrüsengruppe, auch mal Lunge, Leber oder Milz befällt, außerdem ihre klinischen Krankheiterscheinungen uncharakteristisch und die Blutveränderungen nicht wegweisend sind, kann die Diagnose große Schwierigkeiten machen. Sind periphere Drüsen ergriffen, so liefert die histologische Untersuchung einer kleinen Drüse sogleich die zuverlässige Diagnose. Die Mediastinaldrüsen sind sehr oft ergriffen, nicht selten längere Zeit allein; sie können sich zu riesigen Tumoren entwickeln. Nicht selten greift der Prozeß auf das Lungengewebe über, indem er die Lunge mit Knoten verschiedener Größe durchsetzt; die Diagnose kann dann allein auf histologische Untersuchung einer excidierten Drüse angewiesen sein. Die Prognose der Lymphogranulomatose ist ganz infaust; Röntgenbestrahlung bewirkt nur vorübergehend Rückbildung der Geschwülste.

10. Der diagnostische Weg des Praktikers zur Frühdiagnose der Lungentuberkulose.

Wenn irgendein Moment verschiedenster Art den Verdacht des Arztes auf eine Lungentuberkulose lenkt, was soll er dann tun, um die Situation restlos zu klären?

Der Weg zur Frühdiagnose ist leider dornig und steinig, mühselig und umständlich; auch fehlen abseits führende Holzwege nicht und die Beschildung ist mangelhaft; und obwohl der Arzt es immer sehr eilig hat, muß bedachtsam und methodisch vorgegangen werden.

A. Anamnese und physikalische Untersuchung.

Anamnestische Daten können nicht entbehrt werden. Sehr nett, wenn man den Patienten seine Klagen breit schildern lassen kann; das gibt wertvollen psychischen Konnex. Aber bei der Tuberkulose ist das diagnostische Ergebnis immer mager, weil der Patient bei seiner Art der

Suche nach der Causa movens sich in Nebensächlichkeiten und irrige Deutungen verliert, die dem Arzt allzuoft Schutt und Asche bedeuten. Ich pflege auch den hochgebildeten Kranken präzis zu fragen und sein Vertrauen auf anderem Wege zu suchen und zu finden. Der Heredität und Exposition, den Infektionen an Scharlach, Diphtherie (bei Kindern vor allem auch Masern, Keuchhusten) Gelenkrheumatismus, Lues gelten die dringlichsten Erkundungen. Fragen nach Krankheiten des späteren Alters, nach Lungenkrankheiten (Pleuritis!), extrapulmonaler Tuberkulose, Diabetes, Narkosen leiten über zum Beginn des jetzigen Leidens, dessen erste Spuren oft höchst mühsam aus dem Kranken herausgeholt werden müssen, wenn es sich ersichtlich um ein älteres schleichendes Leiden handelt, und auch die Chronologie des Verlaufs macht oft Schwierigkeiten, zumal der Kranke sie gern mit einer stark übertriebenen Kritik seiner Ärzte schmückt, die man richtig stellen muß. Man kann diese ganze mühselige Arbeit leider nicht einer Hilfskraft überlassen, auch nicht einer ausgezeichneten, weil sie Griffe und Hebel nicht kennen kann, die geheimnisvolle Zugänge öffnen. Die Anamnese schließt mit präzisen Fragen nach den jetzigen Beschwerden: Befinden, Temperatur, Nachtschweiße, Husten, Auswurf.

Während dieser Fragen hat der Kranke sich entkleidet und nun werden Gewicht und Größe (stets beides!) festgestellt. Über die physikalische Untersuchung ist BRAEUNINGs Wort zu setzen: „Die Lungentuberkulose wird gesehen, nicht gehört.“ Das will besagen, daß sie nicht mit dem Höhrrohr erkannt oder ausgeschlossen werden kann, sondern nur mit der Röntgenuntersuchung.

Die Inspektion ist für die Frühdiagnose nur indirekt von Bedeutung; wenn das Obergeschoß einer Seite eingesunken ist, so kann nur eine alte schrumpfende Oberlappentuberkulose, und wenn die ganze Seite abhängt, wird sicherlich eine massive Pleuraverschwartung vorliegen, die die Rippen aneinander zieht. Wichtig ist, Skoliosen zu beachten, weil sie Holzwege sind, besonders für die Deutung der Perkussion.

Perkussion und Auskultation. Merkwürdigerweise sind nicht selten perkussorische Veränderungen früher da, als auskultatorische, aber die KRÖNIGschen Schallfelder braucht man deshalb doch nicht zu messen; sie bedeuten, wie vieles andere derart, Überspitzung einer Methodik, und Eierschalen soll man nicht dauernd mit sich herumtragen. Ich untersuchte mal eine junge Dame eine volle Viertelstunde lang, also reichlich lange. Als ich ihr dankte, meinte sie: Schon fertig? Bei X. hat das $1^1/_2$ Stunden gedauert. X. war ein international berühmter Sanatoriumsleiter; aber das Ergebnis dieser $1^1/_2$ Stunden war eine glatte Überdiagnose, und die Dame hatte nach 10 Jahren mehrere Kinder, aber noch immer keine Tuberkulose. Ich selbst bin, wenigstens indirekt, Schüler von TURBAN, dem Altmeister der physikalischen

Untersuchung, der seinerzeit diese Methodik in vorbildlicher Weise ausgebaut und damit mit Recht Weltruf erlangt hatte. Aber heute muß ich gestehen, daß ich bei der Untersuchung der Lungen auf Tuberkulose ohne Röntgenuntersuchung hilflos bin. Natürlich kann man vorgeschrittene Phthisen nicht übersehen. Aber der Erfolg der Behandlung hängt ganz und gar von der Frühdiagnose ab. Ich untersuchte mal eine halbe Stunde lang einen jungen Kollegen, von dem ich wußte, daß er eine Blutung gehabt und Tuberkelbacillen im Sputum hatte und fand den Herd nicht; die Röntgenaufnahme zeigte eine pflaumengroße Einschmelzung. Kavernen, selbst größere, können physikalisch völlig stumm sein. Und damit fällt der Wert der physikalischen Untersuchung, und es ist somit unzulässig, einem Patienten auf Grund einer physikalischen Untersuchung zu versichern, daß er lungengesund sei.

B. Röntgenuntersuchung.

Bei der Wehrmacht war seit 1944 die Röntgenuntersuchung aller Lazarettkranken als Pflichtbestandteil der Untersuchungen vorgeschrieben. Aber in der zivilen Praxis, auch in den Krankenhäusern und Kliniken, ja selbst beim Unterricht der Medizinstudierenden ist dieser Gedanke leider noch nicht durchgedrungen.

Die Untersuchung der Lungen ohne Ergänzung durch eine Röntgenuntersuchung ist unvollständig; sie ist Stückwerk. Und das gilt nicht nur für die Lungentuberkulose. So manche Bronchitis offenbart sich röntgenologisch als Bronchopneumonie; Bronchuscarcinome sind nur röntgenologisch zu entdecken und zu erkennen. Hier geht es um die Lungentuberkulose. Und da muß der Arzt unter allen Umständen — das offenbar hoffnungslose Endstadium sei ausgenommen — seinem Urteil eine Röntgenuntersuchung zugrunde legen. Besteht klinisch gar kein Verdacht auf eine tuberkulöse Erkrankung — aber bei welchem Kranken bestände der Verdacht unter den heutigen Verhältnissen in Deutschland nicht? — so kann eine Röntgendurchleuchtung genügen, während bei Verdacht immer eine Röntgenaufnahme zu machen ist, die zudem den Vorteil bietet, den Befund dokumentarisch und viel besser, als jede Beschreibung und selbst jede mühselige Zeichnung fest und für spätere Vergleiche bereit zu halten.

Ob der Praktiker die Röntgenuntersuchung selbst vornimmt, was in Zukunft das Ziel der ärztlichen Fortbildung sein sollte, hängt heute davon ab, ob er die erforderliche Erfahrung und ob er ein Gerät besitzt oder sich beschaffen kann. Röntgendurchleuchtung kann natürlich jeder Arzt lernen. Ob dazu die heute allein mögliche Kurzausbildung von 4 Wochen genügt, ist mir aber sehr zweifelhaft.

Erste Voraussetzung für eine ausreichende Durchleuchtung ist beste Dunkeladaption. Ein weltbekannter Sanatoriumsleiter pflegte mit seinem Patienten aus seinem sonnendurchstrahlten Untersuchungszimmer ins Röntgenzimmer nebenan zu gehen und ihn nach 2 Min. Durchleuchtung zu versichern, daß er gute Fortschritte mache; aber erfahrene Kranke durchschauten solche Psychotherapie. Gute Adaption erfordert mindestens eine Viertelstunde, die man durch dauerndes Tragen einer Adaptionsbrille (AUER z. B.) wesentlich verkürzen kann. Aber das Sehen allein tut's freilich nicht; man muß den etwaigen Befund auch deuten können, und das erfordert große Erfahrung, die am besten in der längeren Zusammenarbeit mit einem erfahrenen Kollegen erworben wird. Heute ist es üblich, daß der Röntgenologe neben der mehr oder minder guten und richtigen Beschreibung der Röntgenaufnahme auch eine klinisch-prognostische Deutung gibt. Solche Deutung ist immer gewagt, weil ihr die klinischen Daten fehlen, die den Befund erklären können und müssen; sie ist daher leider nicht selten irrig, zumal dem Röntgenologen oft auch eigene klinische Erfahrung fehlt, die er ja schließlich nicht auf allen den Gebieten besitzen kann, auf denen er zur Mitarbeit herangezogen wird. Die beste Lösung der Aufgabe ist die Zusammenarbeit mit der Tuberkulosefürsorge, weil dort der Röntgendurchleuchtungs- und Aufnahmebefund richtig und vollständig erhoben und auf Grund eigener klinischer Erfahrung richtig gedeutet wird, demgemäß auch die richtige prognostische Bewertung und die Aufgabestellung für Notwendigkeit und Art der Behandlung erwartet werden kann. Und wenn das heute wegen der Umwälzungen, Aufgabenverschiebung und Überlastungen in den Fürsorgen leider nicht ganz stimmt, so ist doch zu hoffen, daß in naher Zukunft die Tuberkulosefürsorge wieder gut funktioniert. Die Röntgeninstitute brauchen übrigens bei solchem Verfahren keineswegs ausgeschaltet zu werden.

C. Die Spezifität einer Lungenerkrankung. Tuberkulinprobe, Sputumuntersuchung.

Anamnese, physikalische Untersuchung, Röntgenbefund: drei wichtige Grundlagen. Aber auch damit ist die Diagnose einer Lungentuberkulose noch nicht genügend unterbaut; denn es ist noch die Frage nach der Spezifität und der Aktivität zu beantworten. Nur im frühen Kindesalter kann die positive Tuberkulinprobe die Entscheidung bringen, ob eine Erkrankung tuberkulöser Natur ist (s. Kapitel 2, S. 15). In allen Altersklassen besagt dagegen die negative Tuberkulinprobe, daß eine Erkrankung nicht tuberkulöser Natur ist; praktisch brauchbar ist die Probe aber nur bei Kindern und allenfalls bei Jugendlichen, denn jenseits des 25. Lebensjahres ist die Durchseuchung unserer Bevölkerung abgeschlossen, die Tuberkulinprobe mithin zu fast 100% positiv; sie sagt uns also gar nichts mehr.

Die Untersuchung des Sputums auf Tuberkelbacillen wird häufig versäumt, gelegentlich über Jahr und Tag. Dabei ist sie von größter prognostischer Bedeutung, da nach BRAEUNINGs Feststellung 80% der offen Tuberkulösen innerhalb von 5 Jahren zugrunde gehen, wenn es der Behandlung nicht gelingt, die Kaverne auszuheilen. Der Bacillenbefund unterstreicht also die Dringlichkeit der Behandlung, da fast jeder mit Erfolg behandelte offen Tuberkulöse dem Tode entrissen worden ist. Überdies ist auch der offen Tuberkulöse eine große Gefahr für Kleinkinder und Jugendliche seiner Umgebung; und es ist sehr schmerzlich, wenn die offene Tuberkulose der Mutter erst über die Meningitis ihres Kindes entdeckt wird und wenn gar die ansteckende Lungentuberkulose der Mutter vom Arzt nicht erkannt war.

Die Spezifität eines nach dem klinischen Bild unklaren Lungenprozesses ist durch die Sputumuntersuchung und bei Kindern und Jugendlichen durch die Tuberkulinprobe nur zum Teil zu klären und schon gar nicht auszuschließen; eine negative Sputumuntersuchung sollte, mindestens im Krankenhaus und in der Fürsorge, regelmäßig durch Untersuchung des Nüchternmagensaftes ergänzt werden, die öfter noch ein positives Resultat ergibt. Da uns weitere diagnostische Methoden nicht zur Verfügung stehen, kann die Frage der Spezifität oft nur durch längere Beobachtung geklärt werden. Man wird also, je nach der klinischen Bedeutung der Krankheitserscheinungen, nach 4 Wochen oder nach 2—3 Monaten durch erneute Untersuchung und vor allem durch neue Röntgenaufnahme zu prüfen haben, welche Veränderungen eingetreten und wie sie zu bewerten sind. Immer wird es sich empfehlen, wenn der Arzt nicht über eigene Erfahrungen verfügt, einem erfahrenen Facharzt oder der Tuberkulosefürsorge die Frage nach etwaigen Veränderungen und deren Bedeutung vorzulegen.

D. Die Aktivität eines tuberkulösen Prozesses.

Viele Kinder, die meisten Jugendlichen und alle Erwachsenen sind Träger der Residuen eines tuberkulösen Infektes, die nicht selten im Röntgenbild der Lunge als verkalkter Primärkomplex nachweisbar sind, der den pulmonalen verkalkten tuberkulösen Primäraffekt und den verkalkten Herd in der regionären Lymphdrüse umfaßt, die dem Sitz des Primäraffektes entspricht. Die meisten Erwachsenen sind darüber hinaus auch noch Träger tuberkulöser Spitzennarben, die auch gelegentlich auf der Röntgenaufnahme zu sehen sind. Und schließlich gibt es nicht ganz wenige Leute, die früher mal, vor 10 Jahren etwa, eine fortschreitende, vielleicht sogar offene Lungentuberkulose gehabt haben, die aber heute klinisch und praktisch ganz gesund sind; deren tuberkulöser Prozeß ist im Röntgenbild fast immer zu erkennen. Und was das schlimmste ist, eine scharfe Grenze zwischen aktiv = fortschreitend und inaktiv = ausgeheilt gibt es überhaupt nicht; der Übergang ist fließend und der heute inaktive Prozeß kann sich morgen als aktiv, ja als hochaktiv entpuppen. Man denke an die tuberkulöse Meningitis, die sich so oft aus einem verborgenen aktiven Herd entwickelt, der klinisch unbekannt war, weil er keinerlei Krankheitserscheinungen machte.

Dabei ist die Frage nach der Aktivität eines tuberkulösen Prozesses von großer Wichtigkeit; denn ihre Beantwortung entscheidet über die Notwendigkeit der Behandlung und deren Aufgaben und über die Arbeitsfähigkeit des Patienten. Oft wird man nach dem klinischen Bild, dem Sputumbefund und der Röntgenuntersuchung ohne weiteres im Klaren sein; aber die Entscheidung kann auch dem Erfahrenen viel Kopfzerbrechen verursachen. Es kommt vor, daß man physikalisch gar nichts und im Röntgenbild nur einen anscheinend verkalkten Spitzenherd, aber im spärlichen Sputum Tuberkelbacillen findet, ein Befund, der natürlich die Entscheidung „inaktiver Herd" umwirft. Es ist erstaunlich, mit welch apodiktischer Sicherheit, ja Unbekümmertheit, Ärzte, auch Internisten und Röntgenologen, die Frage der Spezifität und Aktivität eines Röntgenbefundes verneinen; der erfahrene Tuberkulosearzt pflegt vorsichtiger zu sein und die Entscheidung oft erst nach längerer Beobachtung zu treffen.

Es gibt noch einige Möglichkeiten, in der Frage der Aktivität einer Tuberkulose einige Schritte weiter zu kommen.

a) Da ist zunächst die Störung der **Körpertemperatur** durch Tuberkulotoxine. Voraus ist zu bemerken, daß der aktiv Tuberkulöse oft vollkommen normale und stabile Temperaturen aufweist, daß also die reguläre Temperatur über die Aktivität gar nichts besagt. Zweitens sind Temperaturerhöhungen auch nur mit großem Zweifel auf eine manifeste, oder, wie das gerne geschieht, auf eine okkulte Tuberkulose zu beziehen. Die normale Temperaturlage gesunder Personen ist keineswegs immer die gleiche; auch können die Tagesschwankungen recht verschieden sein. Die einen haben Temperaturen zwischen 36,2 und 36,8 (Mundmessung!), andere, besonders Frauen, zwischen 36,8 und 37,2, oder gar zwischen 37,1 und 37,3, also mit minimalen Tagesschwankungen, ohne daß sich, auch bei sehr langer Beobachtung, irgendwelche Anzeichen einer Tuberkulose finden lassen. Oft findet man bei Frauen Temperaturschwankungen im Zusammenhang mit dem Menstruationszyklus: prämenstruelle, menstruelle, intermenstruelle und postmenstruelle Steigerungen um etwa 0,5°, aber auch menstruelle Remissionen; diese Schwankungen haben nichts mit Tuberkulose zu tun, wenn zwar auch die Temperaturlage tuberkulöser Frauen aus solchem Anlaß leichter aus dem Gleichgewicht gerät. Hochliegende Temperaturen findet man bekanntlich bei Thyreotoxikose, bei der sie wohl von der Grundumsatzsteigerung abhängen, ähnlich bei Erkrankungen oder Funktionsstörungen des Hypophysen-Zwischenhirn-Systems und der Sexualorgane. Mit solchen Temperaturerhöhungen ist demnach bei Tuberkulösen diagnostisch nichts anzufangen. Anders steht es natürlich mit eigentlichen Fieberbewegungen; verdächtig sind schon größere Temperaturschwankungen, selbst wenn die Temperatur die Norm kaum überschreitet, also z. B. Temperaturen zwischen 36,0 und 37,2°. Während die hochliegenden Temperaturen recht stabil zu sein pflegen, zeichnet sich die Temperaturlage des Tuberkulösen durch Labilität aus. Schon bei leichten Anstrengungen zeigt sie Ausschläge, und sie reagiert auch gut auf Antifebrilia. Die konstitutionell oder endokrin bedingte Subfebrilität braucht die Senkungsgeschwindigkeit der roten Blutkörperchen nicht zu beeinflussen, während sie bei Fieberbewegungen Tuberkulöser regelmäßig erhöht ist.

b) Manche Ärzte glauben an legitime Beziehungen der **Senkungsgeschwindigkeit** der Erythrocyten zur Tuberkulose; aber dem ist gar nicht so, vielmehr läuft sie mit allen und jedem mit; mit jeder Entzündung, mit jeder Infektion, mit allen metastasierenden Tumoren, mit der Lues und fast jedem Rheumatismus; sie ist ungemein vielseitig. So kann die Senkungsbeschleunigung auf einen tuberkulösen Prozeß nur dann mit einiger Sicherheit bezogen werden, wenn andere Ursachen nicht konkurrieren. Dazu gesellt sich, daß heute, sicherlich durch den Eiweißmangel in unserer Nahrung, das Verhältnis der fein dispersen Albumine zu den grob dispersen Globulinen, von dem die Senkungsgeschwindigkeit der Erythrocyten abhängt, in Unordnung geraten ist, und eine Senkungsbeschleunigung auch bei scheinbar ganz Gesunden beobachtet wird, ihr absoluter diagnostischer Wert also auch noch fraglich geworden ist. Andererseits, und das kann nicht eindringlich genug betont werden, ist die Senkung bei aktiver, auch bei offener Lungentuberkulose oft ganz normal. Ein normaler Senkungswert spricht also keineswegs gegen einen aktiven tuberkulösen Prozeß. Die Klinik hat übrigens schon seit langem die Senkungskurve, d. h. die Verfolgung der Senkungswerte über längere Zeit für die Beurteilung der Prognose und der Wirkung der Therapie höher geschätzt, als den einmaligen Wert für die Diagnose.

c) **Das rote Blutbild,** die Zahl der Erythrocyten und deren etwaige Formveränderungen, der Hämoglobingehalt und der Färbeindex sagen uns für die Diagnose der Tuberkulose nicht viel. Nicht als ob das rote Blutbild im Verlaufe einer Tuberkulose keine Veränderungen zeigte; aber das sind dann Folgeerscheinungen vorgeschrittener Prozesse, und selbst wenn sich eine schwere sekundäre Anämie entwickelt hat, ist ihre klinische und prognostische Bedeutung nicht mehr entscheidend.

Und mit dem **weißen Blutbild** steht es so: im Beginn einer Tuberkulose kann es vollkommen normal sein, und im ersten Beginn pflegt es sogar normal zu sein. Und wenn schon Veränderungen auftreten, so bewegen sie sich bei der Tuberkulose zwar in bestimmten Richtungen, ohne aber für sie exklusiv kennzeichnend zu sein. Größer als für die Frühdiagnose ist auch beim weißen Blutbild seine Bedeutung für die Prognose und für die Beobachtung des Verlaufs und der Wirkung der Therapie.

Wir unterscheiden im weißen Blutbild, das die Prozentsätze der verschiedenen Gruppen der weißen Blutkörperchen aufzeichnet, die Basophilen, die für die Tuberkulose keine Bedeutung haben, die Eosinophilen, die mehrkernigen Neutrophilen und die einkernigen Lympho- und Monocyten. Von Wichtigkeit ist erstens die absolute Zahl der Leukocyten, deren Vermehrung beim Beginn einer Tuberkulose prognostisch ungünstig gewertet wird. Bei den einzelnen Leukocytengruppen unterscheiden wir eine prognostisch ungünstige Linksverschiebung, d. h. eine relative Vermehrung der jugendlichen und stabkernigen Neutrophilen, und eine Rechtsverschiebung mit Vermehrung der Lymphocyten, die prognostisch günstig zu werten ist. Ist die absolute Gesamtzahl der Leukocyten vermehrt, so sind auch die einzelnen Gruppen absolut vergrößert, während sie bei einer Verminderung der Gesamtleukocytenzahl trotz relativer Vergrößerung absolut normal oder sogar vermindert sein können, was prognostisch immerhin zu beachten ist. Prognostisch ganz ungünstig ist die relative und besonders die absolute Verminderung der Lymphocytenwerte, die Lymphopenie, die wir aber in der Regel erst im vorgeschrittenen Stadium der Tuberkulose sehen. Tritt im Verlauf der Tuberkulose eine Rechtsverschiebung ein, so bedeutet das Besserung und richtigen Weg der Therapie, während weitere Linksverschiebung Fortschreiten der Tuberkulose und Unwirksamkeit der therapeutischen Maßnahmen anzeigt. Die Eosinophilie bei einer Tuberkulose fassen neuere Anschauungen als Kampfphase auf, als unentschiedenes Spiel der Kräfte; besonders bei Kindern ist darauf zu achten, ob eine Eosinophilie etwa durch Würmer (Oxyuren!) unterhalten wird. Die Eosinophilie bei echtem Bronchialasthma ist bekannt; die eosinophile Infiltrierung bei uns eine seltene Erkrankung.

Schließlich gehört noch zu jeder Untersuchung bei tuberkuloseverdächtigen Erkrankungen die Prüfung auf Eiweiß und Zucker; letztere ist besonders wichtig, weil der Diabetes oft Schrittmacher der Tuberkulose ist und ein erheblicher Prozentsatz der Zuckerkranken an einer Tuberkulose stirbt, die oft bösartig und nicht selten, wie der Diabetes auch, zu spät erkannt ist. Ob eine mikroskopische Untersuchung des Harnsediments notwendig ist, muß nach klinischen Verdachtsmomenten entschieden werden.

E. Schlußbemerkungen.

Es ist also allerhand, was von dem Praktiker für die Diagnose einer beginnenden Tuberkulose verlangt wird, und es kann ihm leider davon nichts erspart werden. Ich selbst benötige für eine solche Untersuchung, einschließlich Röntgendurchleuchtung, aber ausschließlich Röntgenaufnahme, Blut- und Urinuntersuchung, $^1/_2$—$^3/_4$ Stunde, aber es kann auch länger dauern. Soviel Zeit kann der Praktiker im Rahmen seiner Sprechstunde für einen Kranken unmöglich aufwenden; also muß er für schwierigere Fälle eine Sondersprechzeit ansetzen oder aber die Untersuchungen auf mehrere Tage verteilen; das erstere ist ihm nicht immer möglich, das letztere hat seine Mißlichkeit in der Repetierung des bisher Festgestellten, und dabei fällt gelegentlich allerhand unter den Tisch. Andererseits aber ist das Tüfteln zwecklos, das Suchen nach versteckten Tuberkuloseherden, die ja auch mal unseren Untersuchungsmethoden nicht zugänglich sein mögen, wie z.B. die käsige Pleuritis. Haben die erwähnten Untersuchungen nicht zu klarer Entscheidung geführt, so ist der Kranke nach Wochen bis Monaten zur Nachprüfung zu bestellen.

Für viele Ärzte haftet der Tuberkulose etwas Mystisches, etwas düster Geheimnisvolles an; aber solche Auffassung ist nur in der eigenen Unsicherheit des Urteils begründet und in Wirklichkeit ist um die Tuberkulose nicht mehr Rätsel und Geheimnis, als um andere Krankheiten auch. ,,Immer an Tuberkulose denken" sollte als Motto über des praktischen Arztes diagnostischen Bemühungen stehen. Aber wenn eigene Unzulänglichkeit diagnostischer Methodik Fehlerergebnisse nicht decken darf, so ist uns doch die Lösung aller Rätsel der Tuberkulose noch nicht gegeben und ,,Ignoramus" kann das Fazit des letzten Aufgebots der ärztlichen Kunst sein. Von diesem Ignoramus angemessen Gebrauch zu machen ist des verantwortungsbewußten Arztes Recht und Pflicht, aber der Pessimismus des ,,Ignorabismus" soll sein Handeln nicht bestimmen.

Anhang zum diagnostischen Teil, Bemerkungen zur Technik der Diagnostik.

A. Technik der physikalischen Untersuchung.

Sowohl perkussorisch wie auch auskultatorisch — das letztere wird wenig beachtet — sind stets beide Seiten Punkt für Punkt zu vergleichen, weil geringe Abweichungen von der Norm nur so gefunden werden können; kleine Abweichungen sind zwar keineswegs immer diagnostisch ausdeutbar, aber sie sind wichtig, weil sie die Notwendigkeit einer Röntgenuntersuchung dartun. Die Finger-Finger-Perkussion ist vorzuziehen, weil sie zur Schalldifferenz ein gewisses Resistenzgefühl hinzunimmt. Bei der Auskultation ist der Hustenstoß nicht zu entbehren, weil er Sekret in die Bronchien treibt, wo es beim anschließenden Atemzug das Maximum der Nebengeräusche zu Gehör bringt. Die Atemtechnik wird selten richtig angewendet. Der Kranke muß zunächst tief ein- und ausatmen, anschließend auf Klopfzeichen, ohne vorher wieder einzuatmen, mit der Residualluft möglichst lautlos, kurz aber kräftig anhusten und danach sofort maximal einatmen. Die untenstehende Skizze (Abb. 1)

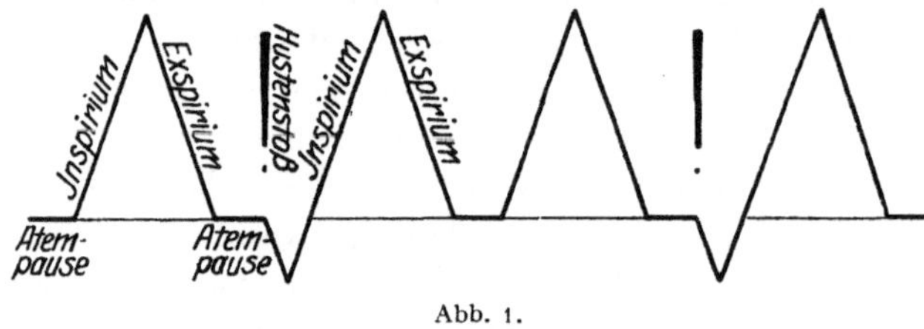

Abb. 1.

veranschaulicht diese Technik; das Ausrufezeichen markiert den Moment des Anhustens. Jede andere Untersuchungsart verzichtet auf einen erheblichen Teil des physikalischen Befundes. — Früher hat man sich mit der minutiösen Aufzeichnung der physikalischen Befunde unendliche Mühe gegeben; ich erinnere mich, daß ein mit Recht höchst angesehener dänischer Kollege 22 Arten Atemgeräuschveränderungen und Nebengeräusche unterschied, die er an 36 Stellen eines Brustkorbschemas einzutragen pflegte. Wenn der praktische Arzt im Besitz eines Röntgenbildes seiner Kranken ist, oder der Kranke es jedesmal mitbringt, so kann er sich mit ganz kurzer Aufzeichnung der Nebengeräusche begnügen, z. B. „feuchte Rasselgeräusche über linkem Obergeschoß" (f. Rg. l. Oberg.) oder „bronchitische Geräusche links unten" usw. Für die Feststellung eines Pleuraergusses ist neben Perkussion und Auskultation die Prüfung des Stimmfremitus entscheidend; der Erguß steht ausweislich Röntgenuntersuchung regelmäßig zwei Finger breit höher, als die physikalische Untersuchung ergibt, weil diese Brustwandgrenzschicht bei der Perkussion und beim Stimmfremitus noch mitschwingt.

B. Die Tuberkulinprobe.

Zur Tuberkulinprobe wird der Kranke zwar oft der Tuberkulosefürsorge oder dem Facharzt überwiesen, doch sollte der behandelnde Arzt diese Probe selbst anwenden. Es genügt fast immer die sehr einfache Probe mit der Salbe nach Moro oder, nach unseren Erfahrungen besser, Hamburger forte. Es wird ein talergroßes Stückchen zarter Haut (Brustbein) zur Entfettung mit Benzin oder Äther kräftig abgerieben, dann ein etwa linsengroßes Partikelchen Salbe gründlich eingerieben. Die Hautstelle wird nach 48 Stunden besichtigt. Der positive Ausfall zeigt eine Gruppe roter Pickelchen, die auch auf einem mehr minder stark gerötetem Plateau stehen können; kurze Fieberreaktionen kommen vor und sind bedeutungslos. Ist die Probe negativ, so kann das Kind zwar tuberkuloseinfiziert sein, nicht aber tuberkulosekrank, da ein aktiver tuberkulöser Prozeß fast immer mit hoher Tuberkulinempfindlichkeit verbunden ist. — Ganz exakt ist die Intracutanprobe nach MENDEL-MANTOUX. Ist die Salbenprobe negativ ausgefallen, so wird mit 0,1 ccm einer frischen Alttuberkulinlösung 1:1000 = 0,1 mg Tuberkulin an der Beugeseite des Unterarms eine Quaddel gesetzt, eine Kontrollquaddel mit physiologischer Kochsalzlösung einige Zentimeter distalwärts. Nachschau nach 48 Stunden. Der positive Ausfall der Reaktion wird am Unterschied der beiden Injektionsstellen erkannt. Die Tuberkulinreaktion muß deutlich erkennbar sein. Die circumfokale Entzündungszone kann über 5 cm Durchmesser haben, auch mal mit Blasen besetzt sein; Fieberreaktionen, etwas stärker als bei der Salbenprobe, sind nicht selten, klingen aber rasch ab. Ist diese Probe negativ, so folgt nach 8 Tagen die Probe mit 0,1 ccm Alttuberkulin 1:100 = 1,0 mg Tuberkulin; der negative Ausfall dieser Probe entscheidet endgültig, da die öfter angewendete Lösung 1:10 bereits unspezifische Reaktionen des im Tuberkulin des Handels enthaltenen Glycerins und Carbols gibt. Auch beim Mendel-Mantoux kommen Versager vor, doch sind sie so selten, daß sie praktisch keine Rolle spielen. Es sei indessen nochmals daran erinnert, daß die Tuberkulinreaktion vorübergehend ausgeschaltet sein kann nach Infektionskrankheiten, besonders nach Masern, daß sie negativ sein kann im Endstadium einer Tuberkulose (negative Anergie) und daß sie nur Wert hat bei Kindern und Jugendlichen.

C. Die Technik der Röntgenuntersuchung

kann nicht Gegenstand dieses Buches sein; sie erfordert nicht nur eine breite Darstellung, sondern hat auch nur Sinn für den Arzt, der sich auch mit der viel schwierigeren Röntgendiagnostik, der Deutung der Durchleuchtungs- und -aufnahmeergebnisse befassen will, und das kann nur in praktischer Arbeit gelernt werden. — Indessen ist es notwendig, auf einige Fehlerquellen der Beurteilung aufmerksam zu machen, die in der Technik ihre Quelle haben. In der Übersichtsaufnahme verdecken recht oft die Schulterblätter die Hälfte der Lungenfelder; solche Aufnahmen können unbrauchbar sein. Es liegt das nur an der fehlerhaften Stellung des Kranken bei der Aufnahme. Er muß die herabhängenden leicht gebeugten Arme maximal supinieren (kleiner Finger nach vorn) und die Schultern nach vorn schieben, aber nicht heben; alsdann sind die Schulterblätter ganz herausgedreht. Unbrauchbar können auch Aufnahmen sein, die zu schlapp (unterbelichtet), zu weich (zu geringe Spannung), die grau sind (zu hart, zu große Spannung), oder zu schön (schwarz-weiß, überbelichtet und überentwickelt bei Aufnahmen mit zu geringer Spannung) oder die gequält sind (unterbelichtete Aufnahmen, gelblicher Ton!); sind solche Fehler grob, was gelegentlich vorkommt, so muß eine neue Aufnahme verlangt werden.

Der Verbleib der Röntgenaufnahme ist für den behandelnden Arzt von großem Interesse. Indem man die Situation bei der Photographie auf die Röntgenphotographie übertrug, hat man eine komische Rechtslage geschaffen. Der Photograph bleibt Eigentümer der Originalplatte und verkauft nur die Abzüge. Der Papierabzug einer Röntgenaufnahme ist aber gegenüber dem Original minderwertig und wird deshalb in der Regel gar nicht angefertigt; so hat der Hauptinteressent, der Kranke, auf gar nichts Anspruch und der Röntgenologe besteht meist auf seinem Schein, weil er die Aufnahme für wissenschaftliche und statistische Zwecke gern in Händen behält. Der Kranke kann den Originalfilm erhalten, wenn er nicht versäumt, vor der Aufnahme diese Bedingung zu stellen, und das Institut darauf eingeht. Ist aber die Versicherung Kostenträger, so hat der Kranke keine Bedingungen zu stellen, sondern nur die Versicherung, die in der Tat diese Bedingung oft stellt. Ganz refraktär verhalten sich die Krankenhäuser und Heilanstalten, die nur sehr schwer zu bewegen sind, Röntgenaufnahmen herauszugeben. Ich muß gestehen, daß ich es als Krankenhausleiter auch so gehalten habe, aber unsere Röntgenabteilung gab als vollen Ersatz gegen geringes Entgelt gute Kleinabzüge oder Kleindiapositive, wie wir sie zur Projektion eines Röntgenbildes immer benutzen. Nun schaltet sich, aus statistischen und Bequemlichkeitsgründen, auch noch die Fürsorge in diesen Wirrwarr und sitzt gern auf allen Röntgenaufnahmen, deren sie habhaft werden kann. Sämtliche Röntgenaufnahmen befinden sich zweckmäßig immer dort, wo sich der Kranke befindet. Ob der Kranke selbst sie in Händen hat und sie immer mitbringt, oder der Arzt, scheint zwar belanglos, aber der Transport ist im Verkehrsgedränge nicht einfach, zumal die Filme weder gerollt noch geknickt werden dürfen, auch durch Reibung aneinander leiden.

D. Technik der Untersuchung der Sekrete und Exkrete und des Blutes.

Die wichtigste Untersuchung ist die des Sputums auf Tuberkelbacillen; unter den heutigen Verkehrs- und Materialverhältnissen wird sie der Arzt auf dem Lande öfter als früher selbst vornehmen müssen.

Das Sputum wird zweckmäßig auf einem Teller halb schwarz halb weiß ausgebreitet; denn hier findet man am leichtesten eine sog. Linse, ein kleines Eiterklümpchen, das nun zwischen zwei neuen oder in Kalilauge sorgsamst gereinigten Objektträgern durch Abziehen zerquetscht wird. Das lufttrocken gewordene Präparat wird zur Fixierung 3mal langsam durch die Flamme gezogen und nun auf einem hohen Drahtbänkchen mit Carbolfuchinlösung beschickt, wozu immer ein Trichterchen mit Filter zum Abfangen von Farbstoffresten benutzt wird. Die Lösung wird jeder Apotheker durch Einbringen von 5 g erwärmter reiner Carbolsäure in 100 g warmen destillierten Wassers und Versetzen dieses Carbolwassers mit 1 g in 10 ccm absoluten Alkohols gelöstem Fuchins herstellen können. Diese Lösung wird nun auf dem Objektträger durch Unterstellen eines Spiritusflämmchens bis zum Blasenspringen erhitzt und abgegossen. Das Präparat wird in fließendem Wasser abgewaschen, in Salzsäurealkohol (5 ccm konzentrierter Salzsäure auf 100 ccm 70%igen Alkohols) differenziert, bis die rote Farbe bis auf Spuren ausgezogen ist und abermals in fließendem Wasser abgewaschen. Sehr geeignet zur Gegenfärbung ist Pikrinsäure (30 ccm wäßriger konzentrierter Pikrinsäurelösung zu 70 ccm absoluten Alkohols), in der das Präparat bis zur deutlichen Gelbfärbung verbleibt. Die leuchtend roten Tuberkelbacillen heben sich von dem zartgelben Grunde vorzüglich ab, werden auch von den corpusculären Elementen des Sputums nicht abgedeckt, während Anilinfarbstoffe (Methylenblau, Malachitgrün, Bismarckbraun) die Zellen so intensiv färben, daß die auf oder unter oder in ihnen liegenden Bacillen nicht zu sehen sind; gleichwohl kann die individuell verschiedene Farben- und Lichtempfindlichkeit des Untersuchers Bevorzugung eines Anilinfarbstoffes erfordern. Die Ergebnisse der Dunkelfelduntersuchung oder das Luminescenzverfahrens sind namentlich für Einzeluntersuchungen dieser alten Technik nicht so überlegen, daß die Einarbeitung in diese komplizierten Techniken sich für den Praktiker lohnen würde; sie wären für ihn nur Liebhaberei. Sehr angenehm ist das Arbeiten mit dem Kreuztisch, der exaktes Absuchen des Präparates ermöglicht; ein Zeiß- oder Leitz-Mikroskop mit Doppelokular kann der Stolz jedes Arztes sein.

Bei Verdacht auf Bronchialasthma wird die Untersuchung des Sputums auf CURSCHMANNsche Spiralen, CHARCOT-LEYDENsche Krystalle und eosinophile Leukocyten ausgedehnt, bei Verdacht auf Bronchuscarcinom eventuell auf die histologische Untersuchung von Gewebsbröckeln.

Über die Untersuchung des Urins auf Eiweiß und Zucker, die im Regelfalle genügt, braucht hier nichts gesagt zu werden. — Für die Blutuntersuchung kann differentialdiagnostisch die Leukocytenzählung wichtig sein, bei festgestellter Lungentuberkulose kann sie

Datum	Zahl der Leuko-cyten	Baso-phile	Eosino-phile	Neutrophile				Lym-pho-cyten	Mono-cyten	Bemerkungen: Dicker Tropfen
				Myelo-cyten	Ju-gend-liche	Stab-kernige	Seg-ment-kernige			

Abb. 2. Schema fur das weiße Blutbild. Nach V. SCHILLING.

aber entbehrt werden. Das weiße Blutbild und die Senkung der roten Blutkörperchen entscheiden zwar diagnostisch kaum mal direkt, aber sie sind prognostisch wichtig (s. S. 49). Die Blutentnahme für diese Untersuchungen kann dem diagnostischen Institut überlassen werden, aber wenn dies zu schwer zu erreichen ist oder dem fiebernden Kranken dieser Weg erspart werden muß, macht der Arzt nicht nur die Blutentnahme selbst, sondern führt auch die Senkung gleich aus. — Für das weiße Blutbild genügt ein Tropfen Blut, der mit Hilfe des FRANKschen Schneppers ohne Nachhilfe durch Druck aus dem Ohrläppchen oder der Fingerbeere entnommen wird. Für den Ausstrich benutzt man Objektträger, die sorgfältig gereinigt und durch Einlegen in Alkohol und Äther entfettet sein müssen und die man in diesem Zustand immer bereit hat. Mit dem einen Ende der Objektträgerfläche wird der Blutstropfen sofort nach seinem Austritt berührt und nun mit der Kante eines geschliffenen, in obiger Weise gereinigten Deckglases auf dem Objektträger in glattem Zuge ausgestrichen und an der Luft getrocknet. Dies Präparat wird dem Institut eingesandt. Die vom Institut übermittelten Werte werden zweckmäßig in das V. SCHILLINGsche Schema eingetragen (s. Abb. 2),

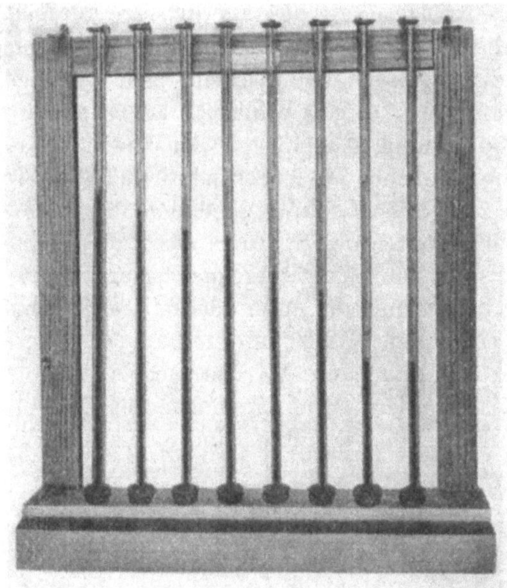

Abb. 3.

in das weitere Befunde zum Vergleich aufgenommen werden. Für dieses Schema sind Stempel käuflich. — Für die Blutkörperchensenkung werden 2 ccm Blut benötigt. Man bedient sich einer 2-ccm-Spritze mit dünner, doch nicht gar zu dünner Kanüle und saugt zunächst zwei Teilstriche = 0,4 ccm einer 3,8%igen Natriumcitratlösung auf. Das Blut soll aus der Ellenbeugenvene, möglichst ohne Stauung, was nicht immer möglich ist, entnommen werden, wird sofort in ein Gläschen entleert, und in diesem durch mehrfaches Aufsaugen mit der Spezialpipette gut gemischt. Nun wird die Pipette bis zur 0-Marke gefüllt und in einem passenden Gestell (Abb. 3) senkrecht aufgestellt. Die Senkungswerte werden nach 1 und nach 2 Stunden in Millimeter auf der Pipettenskala abgelesen. Bei Kindern macht die Venenpunktion oft Schwierigkeiten; mit dem Schnepper erhält man aus der Fußsohle meist genug Blut für die Senkungsprobe.

II. Die ambulante und hausärztliche Behandlung Lungentuberkulöser durch den praktischen Arzt.

Einleitung: Die heutigen Aufgaben und Möglichkeiten der Tuberkulosetherapie.

Die grausigen Nöte der Zeit nach einem in hellem Wahnsinn bis zur völligen Erschöpfung fortgesetzten Krieg haben neben allem anderen Deutschland eine Tuberkulosewelle von einem noch nicht dagewesenen Ausmaß der Intensität und der Höhe gebracht. In Berlin und nicht anders in anderen deutschen Großstädten ist die Tuberkulosemortalität auf das 4—5fache der Vorkriegszeit gestiegen. Über die Tuberkulosemorbidität haben wir keine brauchbaren statistischen Unterlagen, aber es muß leider festgestellt werden, daß die Zahl der Neuerkrankungen an Tuberkulose immer noch im Steigen ist, und daß die Bösartigkeit heute beobachteter Tuberkuloseformen auch den erfahrenen Facharzt immer wieder überrascht und erschüttert. Die Großstädte, die im Kriege am meisten gelitten haben, und denen auch die Nachkriegsnöte am ärgsten mitspielen, können zwar nicht den Maßstab für die durchschnittliche Tuberkuloseentwicklung in Deutschland geben, aber nur auf dem Lande, nicht in den mittleren und selbst den kleinen Städten, ist die Lage wesentlich besser; die bösartigen Tuberkuloseformen beherrschen leider allenthalben das nosologische Bild.

Das ist die eine Seite der Medaille. Die andere Seite könnte den Arzt zum Verzagen bringen. Dem furchtbaren Anstieg der Tuberkulose und dem Hervortreten der bösartigen Formen steht eine Beschränkung der Möglichkeiten systematischer Tuberkulosebekämpfung und der Behandlung Tuberkulöser gegenüber, die man fast einen Zusammenbruch nennen möchte. Gewohnt den Tuberkulösen alsbald nach Erkennung der Krankheit einer Heilanstalt zu überweisen — die Sozialversicherung hatte zur Beschleunigung bei dringlichen Fällen ein Schnellverfahren ausgebildet — müssen wir heute erkennen, daß die Malignität fast jeder Tuberkulose zwar sofortiges Handeln erfordert, aber die beste Behandlung, die sofortige Überweisung in die Heilanstalt, nicht möglich ist. Eine beträchtliche Anzahl bester deutscher Heilstätten liegt im abgetrennten Gebiet (Schlesien!), manche liegen in Trümmern oder sind teilzerstört, andere beschlagnahmt oder anderen Zwecken zugeführt. Für die Bevölkerung von 66 Mill. dürfte in gut eingerichteten Tuberkuloseheilstätten weniger als die Hälfte der Vorkriegskapazität der vervielfachten Morbidität gegenüberstehen. Infolge des Anstiegs des Bedarfs ist dieser Rest hoffnungslos überfüllt und heute ganz unerträgliche Wartezeiten von mehreren Monaten sind die Folge. Die Versuche, Ersatz zu schaffen, stoßen auf größte Schwierigkeiten; ein Behelfskrankenhaus aber, das weder gute Ernährung, noch gute Luft und Einrichtungen zur Freiluftliegekur noch Bewegungsmöglichkeit im Freien bietet, ist kein Ersatz für die altbewährte Heilanstalt und kann nur zur Not der Hospitalisierung und Asylierung dienen.

Die hausärztliche Behandlung Tuberkulöser hat leider auch unter normalen Verhältnissen ein klippenreiches Gebiet zu befahren. Das oft niedrige soziale Niveau solcher Kranken, das sich in der Dürftigkeit der Wohnung und der Betreuung eines Kranken spiegelt, ist heute Schicksal des größten Teils der Bevölkerung. Durch Zerstörung von Wohnraum, in den Städten oft bis 50% und darüber, und durch die Zusammenpferchung von 185 Personen auf den Quadratkilometer sowie durch den Verlust aller Habe ist die Wohnungsnot zum größten Wohnungselend aller Kulturzeiten geworden, von Kälte und Schmutz, Kohlen- und Seifenmangel gar nicht zu reden. 2000 Cal, die wir als Durchschnitt für die städtische Bevölkerung bestenfalls annehmen dürfen, decken knapp den Grundumsatz und der Leistungsumsatz wird oft aus der Substanz genommen, ebenso der Mehrverbrauch in Krankheitsfällen. So ist die Lage. Und vor dieser Situation darf der Arzt nicht kapitulieren, denn er ist, zunächst wenigstens, der einzige, der helfen kann. Ihm ist in solcher Tuberkulosenot ein viel größeres Maß von Aufgaben und Verantwortung zugeteilt, als er jemals zu tragen hatte. Natürlich wird er der furchtbaren Wohnungsnot, der Kälte, dem Hunger nicht steuern können, aber er muß wissen, wo er den Hebel anzusetzen hat und die Wege und Ziele solcher Aufgaben ins Auge fassen.

11. Die Allgemeinbehandlung.

In unseren heutigen Mitteln gegen die Tuberkulose ist sie das Kernstück. Wir haben bekanntlich keine Möglichkeit, den Feind, den Tuberkelbacillus, direkt anzugreifen, und können seine schädliche Wirkung nur ausschalten durch, ganz allgemein gesagt, die Heilkräfte des Organismus; diese müssen wir also mobilisieren, und das können wir ausgezeichnet durch die Allgemeinbehandlung. Ihr Programm lautet: unter hygienisch günstigen Verhältnissen bei guter Ernährung von der Schonung durch Übung zurück zur Leistung. So schwer es unter normalen Verhältnissen, so unmöglich es heute ist, solche Bedingungen zu erfüllen, so müssen wir doch an dem Grundsätzlichen festhalten und hoffen, daß die allmähliche Besserung der Zustände im unglücklichen Deutschland uns, vielmehr unsere Kranken, solchen Postulaten näherbringt.

A. Hygienische Verhältnisse.

Das bedeutet Licht und Luft und Sauberkeit. Der Kranke sollte, um Ruhe zu haben, auch um seine Angehörigen nicht durch seinen oft sehr häufigen, ja unaufhörlichen Husten zu stören, ja zu quälen, und sie vor allem, wenn er offen ist, nicht zu gefährden, ein Zimmer, wenn auch nur ein kleines, für sich haben; ein sonniges, wenn's geht, doch kann an schwülen Tagen ein Nordzimmer sogar vorzuziehen sein. Wenn der Kranke bettlägerig ist, soll das Zimmer möglichst nur mäßig warm sein, 10—12° C etwa; steht er auf, so muß es schon wärmer sein. Das Ideal ist, das Fenster im Zimmer des bettlägerigen Kranken, außer an sehr kalten Tagen und bei hochfiebernden und dekrepiden Kranken, dauernd, auch nachts, nicht ganz zu schließen; die kühle und leicht bewegte Luft wird von den Kranken meist sehr angenehm empfunden; verständig angewendet setzt sie die Körpertemperatur herunter, bessert sie die Schweiße und den Appetit und bringt sie nicht etwa Gefahr der Erkältungen, sondern sie beugt ihr vor. In der Zeit der Kohlenknappheit muß man sich leider mit öfteren kurzen Lüftungen begnügen. — Die ideale Lagerung bedient sich der dreiteiligen Roßhaarmatratze ohne Unterbett, der Wolldecken oder Steppdecken oder Daunendecken. Unterbett und Federbett werden nur betagten Kranken und hochfiebernden Schwerkranken zugestanden. — Die Körperpflege sorgt für tägliche lauwarme Ganzwaschungen, bei Schweißen mit Alkohol, Franzbranntwein oder Eau de Cologne-Zusatz. Ist der Kranke nicht dauernd bettlägerig, so bedarf er ausreichend warmer Kleider, besonders für die so wichtige Freiluftliegekur.

B. Die Ernährung des Kranken

macht vom küchentechnischen Standpunkt keine Schwierigkeiten; eine leicht verdauliche, gehaltvolle gemischte Kost erfüllt alle Aufgaben. Für die heutige Ernährungslage stimmt das leider nicht ganz; denn wenn die heute mögliche Kost nicht einmal den Calorienbedarf deckt, so ist die leichte Verdaulichkeit, der Fette vor allem, schon gar nicht zu erreichen und vor allem setzt die qualitative Zusammensetzung ein chronisches Eiweißdefizit, das den notwendigen Aufbau und damit die Erreichung genügender Krankheitsabwehr und Resistenz gegen bakterielle Infekte unmöglich macht. HINDHEDEs Lehre vom geringen Eiweißbedarf wirkt bei den heutigen Verhältnissen geradezu wie ein Hohn. Von einer Sonderdiät für Lungentuberkulöse ist kein Erfolg zu erwarten; insbesondere hat die GERSON-Diät und die von ihr sehr verschiedene SAUERBRUCH-HERMANNSDORFER-Diät bei der Lungentuberkulose versagt; sie ist auch heute im Haushalt nicht durchzuführen. — Ich gönne dem Kranken gern abends 1—2 Glas Wein, zumal wenn er daran gewöhnt ist; da Saufen eine Gemeinschaftssitte ist, wird es nicht zum Exzeß kommen. Dagegen soll man mit den Rauchern kategorisch verfahren, denn Rauchen ist auch Einsiedlergewohnheit. Eine Zigarette oder ein Zigarillo nach den beiden Hauptmahlzeiten würden zwar vielen Kranken nicht schaden, aber immer ist es die Geschichte von dem kleinen Finger, den man dem Teufel reicht; dem hoffnungslos Kranken solchen Genuß zu verwehren, wäre aber barbarisch.

C. Die Appetitlosigkeit

quält nicht nur den Kranken, der immer wieder abnimmt, und wenn man das Wiegen absetzt, seine fortschreitende Abmagerung doch mit Sorgen wahrnimmt, sondern bereitet auch dem Arzt viel Kummer. Ist sie doch ein toxisches Symptom, ja gleichsam ein Bestandteil der Allgemeinerkrankung an Tuberkulose, und es besteht deshalb nicht viel Aussicht, mit Diät oder Medikamenten an dem funktionsgeschädigten Organ, dem Magen und Darm, viel auszurichten. — Man soll den Kranken nicht mit der Frage quälen, worauf er Appetit hat, denn er hat eben gar keinen Apetit. Der Pfleger muß durch Beobachtung erkunden, was der Kranke gern mag und ihm diese Speisen in appetitlicher Form vorsetzen. Ja nicht in zu großen Portionen, denn vor denen verliert er gleich den Mut; lieber etwas nachreichen oder einen Nachtisch bereithalten. Auch vieles Zureden wird besser vermieden, aber wenn man den Kranken durch heitere Geschichten oder ein bißchen amüsanten Klatsch ablenkt, merkt er nicht, wieviel er ißt. Die Stomachica erweisen sich meist als Fehlschlag (Tct. chinae composita, Tct. stomachica, Extractum Condurango, Orexin usw.); besser wirkt noch ein Apéritif, ein Gläschen Wermut oder Bitterlikör vor dem Essen, auch mal ein kleines Glas dunkles Bier zum Essen. — Lungentuberkulöse leiden oft an Subacidität oder Anacidität, auch an Achylia gastrica. Man kann ihnen das strapaziöse Probefrühstück ersparen und erst mal mit Pepsin-Salzsäure oder Vinum pepsini mit Acidol einen Versuch machen, und wird manchmal Erfolg haben. Günstig wirkt oft eine morgendliche Reinigung des

Magens durch ein Glas Mergentheimer Karlsquelle oder Karlsbader Mühlbrunnen, eine halbe Stunde vor dem ersten Frühstück warm zu geben, welch letzteren man bei Verstopfung messerspitzen- bis teelöffelweise Karlsbader Salz zusetzt.

Die Obstipation ist ein Kapitel für sich. Lungenkranke leiden besonders oft daran; einmal zufolge der Enteroptose der Astheniker, dann aber auch durch unzweckmäßige Lebensweise mit zu wenig Bewegung bei blander Diät und gar noch durch darmlähmende Alkaloide, an die sie allzu oft gewöhnt sind. Für den Fieberverlauf und den Appetit und das allgemeine Wohlbefinden des Kranken ist es sehr wichtig, geregelte Verdauung zu erreichen. Eine gründliche Magen-Darm-Untersuchung kann man dem oft hinfälligen Kranken zunächst wenigstens ersparen. Es muß versucht werden, die Kost mit Schlacken anzureichern, vielleicht sollte sogar einmal Rohkost gegeben werden. Paraffinpräparate wie Mitilax und Agarpräparate wie Agarol, Regulin oder Normacol wirken im gleichen Sinne. Ein Glas Wasser auf nüchternen Magen, besser noch frisches oder geschmortes Obst sind oft bewährte Hausmittel. Oft ist es leicht, mit einer 10-ccm-Spritze Paraffinum liquidum, Glycerin oder Öl gutes Absetzen des Stuhles zu erreichen, auch soll man Seifenwassereinläufe versuchen, bevor man zu Abführmitteln greift, etwa zu Pulv. Liquirit. comp., Cascara sagrada, Rheum, Sennapräparaten, Isticin usw.; Abführmittel reizen immer den Darm und schädigen ihn auf die Dauer; ein Wechsel der Abführmittel bietet keine Vorteile. Handelt es sich um eine spastische Form der Obstipation, so wird man um die Anwendung von Atropin (3mal täglich 0,5 mg) oder Bellaform trotz der lästigen Nebenwirkungen oft nicht herumkommen; es ist aber zweckmäßig, die Entleerung des Darmes gleichzeitig durch Verordnung von Mergentheimer oder Karlsbader Wasser anzuregen. Auch kann ein Versuch mit Papaverin subcutan oder intramuskulär empfohlen werden.

D. Schonung und Übung.

Es war eine merkwürdige Erfahrung, daß zur Zeit der großen Arbeitslosigkeit die Tuberkulosemorbidität und -mortalität allgemein und auch speziell unter den Arbeitslosen nicht anstieg, sondern langsam weiter absank. Es ging ihnen wirtschaftlich doch schlecht genug, und sie hatten kaum mehr als das Existenzminimum. Aber sie hatten Ruhe, keineswegs Überlastung; und bei günstigem Wetter bummelten sie im Freien herum.

Die Allgemeinbehandlung kennt den Wert der Schonung schon seit vielen Jahrzehnten und grundsätzlich beginnt jede Tuberkulosebehandlung mit der Ausschaltung der körperlichen Belastung. Der fiebernde Kranke gehört ins Bett; er darf erst aufzustehen beginnen, wenn seine Temperatur bei dreistündlicher Messung mehrere Tage unter 37° C geblieben ist. Indessen soll man solchen Entfieberungsversuch nicht übertreiben; nach 6 Wochen spätestens pflege ich ihn aufzugeben, wenn nicht schon früher die Aussichten auf Entfieberung zu gering waren. Der entfieberte Kranke geht zur Dauerliegekur über.

Häusliche „Freiluft-Liegekur" stößt immer auf große Schwierigkeiten, zumal mitten in der Großstadt. Erforderlich ist ein wetter- und windgeschützter Platz und ein bequemer Liegestuhl mit Matratze und Decken. Vielleicht findet man ein Plätzchen in einem Schrebergarten oder in der Nähe auf dem Lande, aber wenn der Kranke zu Verwandten oder Freunden übersiedelt, ist die Ansteckungsgefährdung zu beachten. Die als Notmaßnahme zu betrachtende Liegekur im Bett, heute selbst in überfüllten Behelfskrankenhäusern üblich, ist ein höchst minderwertiger Ersatz der Freiluftbehandlung, zumal wenn im Winter nicht mal leidlich gelüftet werden kann.

Bleibt der Kranke fieberfrei, so wird die Liegekur ganz allmählich abgebaut: 1—2mal täglich Aufstehen im Zimmer für 1—2 Stunden, kleinste Spaziergänge, die von 10 Minuten langsam auf 2mal bis je $1^1/_2$ Stunden ausgedehnt werden, Beschäftigung und leichte Arbeit im Hause, bis endlich der Prozeß zur Ruhe zu kommen scheint und Rückkehr in den Beruf, möglichst über einige Wochen Halbtagesarbeit, gewagt werden kann. Das Prinzip einer Schonung muß also im Beginn mit Strenge angewandt werden, aber solche Schonung wirkt wie ein Rauschgift; viele Kranke gewöhnen sich allzu gern an ein dolce-far-niente, versinken in der Zauberbergkrankheit wie Thomas Manns Hans Kastorp und finden den Weg nicht zurück ins werktätige Leben. Und deshalb muß der Kranke, sobald sein Zustand es gestattet, aus der Schonung über die Übung zurück zur Leistung, die nur möglich ist, wenn Körpermuskulatur und Herzmuskulatur nicht einer Inaktivitätsatrophie verfallen, sondern trainiert werden. Wir wollen doch nicht einen somatisch leidlich, wenn auch mit Defekt Gesundeten, aber psychisch morbiden, immer nur auf Schonung und nächste Kur bedachten, also ewigen Patienten dem Leben zurückgeben, sondern einen seelisch frischen Menschen, der sich was zutraut und der das Leben wieder anpackt und meistert. Der systematische Weg zu solchem Ziel führt zwar über Heilanstalt und Arbeitstherapie, aber der praktische Arzt sollte die seelische Führung seines Kranken auf lange Sicht in der Hand behalten und ihm auch in dieser Richtung des Gesundheitswillens und Leistungswollens Hilfe gewähren und Stütze sein.

E. Klimatische Kuren.

Das Hochgebirgsklima hat bei der Behandlung Tuberkulöser vor dem Kriege in der Meinung der Kranken und auch in der Auffassung vieler Ärzte eine große Rolle gespielt; eine überblähte Rolle müssen wir sagen; denn es ist nie nachgewiesen worden, daß die Heilerfolge unserer Anstalten im Mittelgebirge und Tieflande schlechter waren, als die Ergebnisse der Hochgebirgskuren. Das ist für die heutige Behandlungsaufgabe ein gewisser Trost, wenn es auch schmerzlich ist, von anderen Vorzügen von Auslandskuren, insbesondere solchen der Ernährung und des Lebens fern von wirtschaftlichen Sorgen und politischen Nöten ausgeschlossen zu sein. Wenn aber dem Hochgebirgsklima bei der Behandlung der Tuberkulösen keineswegs eine Exklusivität oder auch nur das Primat zukommt, vielmehr nur für einen beschränkten Kreis von Sonderformen Vorzüge eigentümlich sind, so würde man doch das Kind mit dem Bade ausschütten, wollte man den Ruhm des Gebirgsklimas auch speziell für die Behandlung Tuberkulöser überhaupt negieren. Von physikalischen Vorzügen (Luftdruck, Lufttrockenheit, Strahlung usw.) abgesehen gibt die Frische und Reinheit der Luft, wie jedermann weiß, außerordentlichen körperlichen und die wundervolle Natur unserer Gebirge den für den Gesundungswillen nicht weniger wichtigen seelischen Auftrieb. Auf den Barometerdruck kommt's dabei freilich weniger an, als auf die Erreichbarkeit des Kurortes und auf den Arzt, der die Behandlung übernimmt.

Die Frage, ob ein Kranker in eine Heilanstalt gehört oder in einem Kurort das gleiche erreichen kann, ist unbedingt zugunsten der Heilanstalt zu beantworten; wer in solchem Kurort die Männer und Frauen mit großen Kavernen, mit Pneumothorax, mit fistelndem Empyem oft bis in die Nacht hat tanzen, rauchen und trinken sehen, wird nicht im Zweifel sein. Doch gibt es Ausnahmen. Auch in den Heilanstalten gibt es Schäden des Hospitalismus; sie sind seelischer Natur, aber gelegentlich von entscheidender Wichtigkeit. Die Zusammenkunft mit Schwerkranken — die Ansteckungsfurcht ist natürlich unbegründet — das Erlebnis von Operationen, die nicht immer gut ablaufen, Todesfälle gar sind für empfindliche Kranke erschütternde Erfahrungen. Dazu kommt das immerwährende entsetzliche Geschwätz von der Krankheit, das nicht auszurotten ist, und ein Zwang, der manchmal gar zu schematisch gehandhabt wird. Hat ein Kranker mal in einem Sanatorium gelernt, worauf es ankommt, und ist er leidlich verläßlich, so wird man seinem Wunsch nach dem freien Kurort Rechnung tragen können.

F. Die medikamentöse Allgemeinbehandlung

spielt bei der Tuberkulose seit jeher eine große Rolle; wollte man die angewendeten Mittel kritisch durchsprechen, so müßte man Bände füllen. Allzusehr ist der Kranke daran gewöhnt, sein Rezept zu bekommen und irgendwelche Medizin zu schlucken. Und wie der Patient die Medizin, so liebt der Arzt im besonderen die intravenöse Injektion, ohne die es heute sowenig zu gehen scheint, wie im Mittelalter ohne Klistier und später ohne Aderlaß. Und alle Enttäuschung im Laufe von, sagen wir bloß Jahrzehnten, hat Ärzte und Patienten nicht davon abgehalten, an eine neue Panazee zu glauben, wenn sie nur in der Fachpresse und in der Laienpropaganda mit einem gewissen Nimbus umgeben wurde. Vor Jahren hat ein exotischer Professor Berliner Lungenkranke gründlich geplündert, denen er durch eine Schwester eine Pulvereinblasung in den Mund machen ließ; 750 RM je Tag brachte ihm sein Zulauf! — Heute sind die Vitamine große Mode, besonders die Ascorbinsäure, alias Vitamin C, alias Cebion, alias Cantan, alias Redoxon. Gemischte Kost bietet zwar Vitamine in ausreichender Fülle, aber da die Kost heute trotz Eintopf oft sehr wenig gemischt, vielmehr ganz einseitig ist, soll man schon Vitamine verordnen. Es darf aber nicht übersehen werden, daß bisher weder Tuberkulose als Vitaminmangelkrankheit noch eine Wirkung der Vitamine bei Tuberkulose eindeutig erwiesen ist. Nicht weniger verbreitet ist heute die Kalktherapie in Form der Tecesalinjektionen. Die Geduld ist zu bewundern, mit der der Patient den Mißbrauch seiner Venen hinnimmt; eine eindeutige Erfolgsstatistik solcher Behandlung verlangt merkwürdigerweise weder der Arzt, der sie anwendet, noch der Kranke, der sie erduldet — und bezahlt.

Keines der unzähligen Tuberkulosemittel hat auch nur andeutungsweise gehalten, was sein Entdecker oder Erfinder sich und seinen Klienten davon versprach, weder die Reihe der Kreosotpräparate, noch der Kalk in allen seinen Formen oder die Kieselsäure e quanti tutti. Sie sind alle entbehrlich und ihre beste Eigenschaft ist noch, wenn sie den Magen nicht stören und den Kranken nicht belästigen. Zuzugeben ist aber, daß es aus psychologischen Gründen erwünscht sein kann, eines von den Mitteln anzuwenden.

12. Unspezifische und spezifische Reizbehandlung.

Die eben besprochene medikamentöse Allgemeinbehandlung wird von manchen Autoren als eine Art allgemeiner Reizbehandlung betrachtet. Hier sollen Verfahren besprochen werden, bei denen den Stoffen eine spezielle Wirkung auf die Krankheitserreger oder den Krankheitsherd beigelegt wird.

A. Die Chemotherapie der Tuberkulose

möchte die Abtötung der Tuberkelbacillen im Organismus erreichen, aber da sie diesem Ziel noch recht fern zu sein scheint, soll dieser Weg hier nicht verfolgt werden. Eine spezielle Wirkung eines chemischen Stoffes auf den Krankheitsherd ist bis heute nicht einwandfrei nachgewiesen, nach klinischer Erfahrung sind aber solche Herdreizwirkungen wahrscheinlich. Bevorzugt werden merkwürdigerweise anorganische Stoffe, die Schwermetalle z. B., für die es doch besonders schwierig sein dürfte, zu so komplizierten Gebilden wie den Proteinen oder gar den Bacillen selbst in Wechselwirkung zu treten. Die experimentellen Ergebnisse solcher Forschung sind widerspruchsvoll wie die klinischen auch; während der eine Autor z. B. das Gold am Krankheitsherd nachgewiesen haben will, fand es ein anderer nur in Leber und Niere. Prof. MARTINI, der Bonner Kliniker, hat festgestellt, daß von einer größeren Reihe von Arbeiten über Goldtherapie nur zwei frei waren von gröberen Fehlern der Methodik, was ihre Beweiskraft aufhob, und daß die zwei einwandfreien zu negativem Resultat gekommen waren. Die Schwierigkeit solcher Therapie ist folgende: wenn man die Wirkungsgrenze erreicht, ist man unmittelbar an der Gefahrengrenze, bei deren Überschreiten sehr fatale Nieren- und Darmreaktionen mit hohem Urineiweiß (Nephrose!) und schwere Durchfälle sowie ausgedehntes Hautexanthem drohen. Wenn MØLLGAARD, der mit seinem Sanocrysin vor einigen 20 Jahren so ungeheueres Aufsehen erregte, im Tierexperiment solche Reaktionen in Kauf nehmen konnte, so darf der Kliniker für den zweifelhaften Vorteil der Herdreaktion so hohen Preis nicht zahlen. Die ganze Goldtherapie und mit ihr die gesamte Schwermetalltherapie ist der Tuberkulose gegenüber in der heute möglichen Anwendung und Dosierung nicht mehr als jene oben beschriebene medikamentöse Allgemeinbehandlung, eine Suggestivtherapie kurz gesagt, die als solche immerhin hie und da ganz nützlich sein kann. Die sog. Proteinkörpertherapie verdient keine günstigere Beurteilung. Am bequemsten anzuwenden, weil intramuskulär zu spritzen, ist das Solganal oleosum Schering; wenn man die vorgeschriebene Dosierung nicht überschreitet, sind unerwünschte Nebenreaktionen nicht zu befürchten.

B. Tuberkulintherapie.

Mit der spezifischen Reizbehandlung, der Tuberkulintherapie, steht es nicht besser. In 6 Jahrzehnten heißesten Bemühens zahlloser Forscher und Kliniker hat sie den Beweis für die Heilung der Tuberkulose nicht erbringen können. Als Anfang des Jahrhunderts BANDELIER und ROEPKE ihre Monographie über die spezifische Diagnostik und Therapie herausbrachten, wurde sie eines der meist gekauften Bücher; heute ist es recht still um sie geworden. Daß mit genügend hohen Dosen Tuberkulin Reaktionen am Krankheitsherd ausgelöst werden, hat die erste Tuberkulinära unmittelbar nach ROBERT KOCHs Darstellung des Tuberkulins zum Schaden vieler Kranken bewiesen Es ist mir aus alter Erfahrung nicht zweifelhaft, daß nicht wenige Kranke mit robuster Konstitution solchen heroischen Kuren die Heilung ihrer Tuberkulose verdankten, aber im großen ganzen gesehen ist das doch ein Pyrrhussieg. Und genau so steht die Frage noch heute: die heftige Herdreaktion kann nicht gewagt werden, weil nicht mit genügender Sicherheit beurteilt werden kann, ob die circumfokale Entzündungszone in Induration und Heilung oder in Erweichung und Kavernisierung übergehen wird. Mit der einschleichenden Methode, die heute bevorzugt wird, erreicht man nach eigenen Untersuchungen Tuberkulinfestigkeit, die für den tuberkulösen Prozeß nichts bedeutet, und das weniger geübte allergisierende, reizerhaltende Verfahren ist experimentell und klinisch ungenügend fundiert. So muß sich die Tuberkulintherapie, wenn sie nicht ganz und gar eine Scheintherapie sein soll, an die Reaktionsgrenze heranzutasten versuchen, und das ist gar nicht einfach, zumal der Arzt sich die Verdünnungen selbst herstellen muß, um die Wahl der Dosierung zu haben.

Die politisch unruhigen Zeiten haben, wie nach dem ersten Weltkrieg, unglücklicherweise zum zweiten Male das Friedmannmittel, heute Utilin genannt, zu neuer Schädigung der Kranken und der ganzen Tuberkulosebekämpfung erweckt. Am Rundfunk, in der Tagespresse, in viel verteilten Reklamezetteln wird erneut die Propagandaposaune geblasen. Die Verführung der Kranken zu törichten Entschließungen durch Versprechungen, die das Blaue vom Himmel holen wollen, mit der Folge der Ausschaltung der richtigen Behandlung ist dabei der Hauptschaden. Neuerdings ist die Deutsche Zentralverwaltung für das Gesundheitswesen in der sowjetischen Besatzungszone von diesem Humbug in einer auch in der Tagespresse veröffentlichten Stellungnahme sehr energisch abgerückt. Hoffentlich hilft das.

C. Bestrahlung.

Eine große Rolle spielen bei der Tuberkulosetherapie des praktischen Arztes verschiedene Arten der Bestrahlung. Das nachstehende Schema stellt die Wirkungsweise verschiedener Bestrahlungsarten dar.

Die Röntgenbestrahlung gibt mit großer Dosis (Ca-Dosis) einen sehr starken Herdreiz, unter dem tuberkulösen Gewebe einschmilzt wie Butter an der Sonne; große Dosen können also bei Tuberkulose

Tabelle 1.

	Lokaler Reiz	Allgemeinreiz	Herdreiz
Röntgenbestrahlung . . .	fehlt	sekundär, mäßig stark	sehr stark
Sonnenbestrahlung	sehr stark	stark	deutlich
Goldbehandlung	fehlt	mäßig stark	nicht sicher
Proteinkörpertherapie . .	fehlt	deutlich	zweifelhaft
Künstliche Bestrahlung . .	stark	deutlich	nicht nachzuweisen

niemals in Frage kommen. Kleine Dosen ($^{1}/_{40}$—$^{1}/_{10}$ HED) bewirken einen geringen Herdreiz, der den tuberkulösen Prozeß in der Richtung seiner Tendenz weiter treibt, also zur Erweichung einerseits oder der Induration und Vernarbung andererseits, und der für chronische torpide Lungentuberkulosen und afebrile Kehlkopftuberkulosen ausgenutzt werden kann.

Die Sonnenbestrahlung, bei Laien allzu beliebt, setzt einen deutlichen Herdreiz; häufig beobachtete Lungenblutungen nach undisziplinierter Sonnenbestrahlung sind dessen Zeugnis. Ein Soldat wurde in einem Lazarett für 2 Stunden ins Sonnenbad geschickt, an einem Südabhang von weißem Sand. Er meinte, da würde er wohl wieder eine Blutung kriegen; noch am selben Abend erlag er einer tödlichen Blutung. Sonnenbestrahlung darf dieser Blutungsgefahr wegen nur bei chronischer geschlossener Lungentuberkulose angewendet werden, und zwar nicht planlos, sondern nur streng systematisch. Besonders gute Wirkung sieht man bei der Bauchfell- und bei der Halsdrüsentuberkulose. Bestrahlungen mit künstlicher Höhensonne, Solluxlampe, Blaulicht-, Rotlicht, Kischlampe sind ein kümmerlicher Ersatz für die Sonnenbestrahlung, dessen man sich notgedrungen in der kalten Jahreszeit bedient, ohne nennenswerte Wirkung erwarten zu dürfen. Eine Ausnahme bildet die 4-Felderbestrahlung mit der Quarzlampe bei Bauchfell- und Darmtuberkulose; mindestens eine symptomatische Wirkung pflegt deutlich zu sein. Bei Pleuraerkrankungen, und insbesondere bei hartnäckigen Pleuraschmerzen, wirkt Diathermie und besonders Kurzwellenbestrahlung besser als die Quarzlampe. Ausgesprochene Intercostalneuralgie reagiert besser auf Antineuralgica und auf Wärme als auf Bestrahlung.

Die chronischen Lungentuberkulosen ziehen sich immer über eine ganze Reihe von Jahren, gar nicht selten über Jahrzehnte hin, und immer wechseln bei ihnen mehr oder minder lange Phasen eines offenbaren Stillstandes, die Arzt und Patienten dazu verleiten, an die endgültige Heilung zu glauben. Aber diese Hoffnung ist allzuoft trügerisch; äußere Schwankungen in der Lebenshaltung, auch innere Erlebnisse, die das seelische Gleichgewicht stören und das Leib-Seele-Problem tragisch beleuchten, bringen immer wieder Perioden einer neuen Aktivität, die neue Aktivität des Arztes erfordern. Solche Erfahrung gibt uns die Lehre, daß, wie die Tuberkulose selbst in Etappen fortschreitet, die durch lange Ruhepausen getrennt sein mögen, auch die Behandlung immer wieder einsetzen soll, wenn ein neuer Schub es nötig macht. Keineswegs aber ist eine Dauerbehandlung notwendig oder zweckmäßig; aus psychologischen Gründen muß man vielmehr immer wieder den Versuch machen, dem Kranken das so unendlich wertvolle Gefühl der Gesundheit neu zu schenken, auf die Gefahr hin, daß es wieder eine Enttäuschung gibt. Natürlich muß man den Gesundheitszustand durch eine regelmäßige Kontrolle überwachen, die sich in ihren Zeitmaß dem Grade der Bedrohung anpaßt.

13. Symptomatische Behandlung.

A. Allgemeinsymptome.

a) Das Fieber. Von Fiebertherapie sollte man nur sprechen, wenn man das Fieber, wie bei der Paralyse, benutzt, um Reaktionen im Krankheitsherd hervorzurufen, nicht aber wenn man sich bemüht, Fieber zu beheben. Diese Bekämpfung des Fiebers kann notwendig sein, denn Fieber zehrt, weil es den Umsatz erhöht und die Erstattung des Mehrverbrauchs durch Appetitlosigkeit behindert. Solche Bekämpfung sollte versuchen kausal zu sein; aber wenn wir wohl mit Recht annehmen, daß Tuberkulotoxine das Fieber erzeugen, so gibt es doch leider keinen Weg, die Toxinproduktion zu verhindern oder die Toxine unschädlich zu machen. Tuberkulin in all seinen zahllosen Varianten führt nicht zu diesem Ziele, wie umfangreiche und vielseitige Erfahrungen mich immer wieder gelehrt haben. — Das Fieber bei der Tuberkulose kennt alle Formen und Grade von der hohen Kontinua bei der käsigen Pneumonie über septische Temperaturformen, gelegentlich vom Typus inversus, der aber viel seltener geworden ist, und über unregelmäßige mittlere bis subfebrile Temperaturen bis zu den Bewegungstemperaturen, den übergroßen Tagesschwankungen und schließlich den hochliegenden Temperaturen.

Um Fieber lege artis zu beheben, muß man durch 3stündliche Messungen um 7, 10, 13, 16, 19, 22 Uhr seinen Typ feststellen. Gemessen wird am besten im Mund, weil das am bequemsten und, wenn das Thermometer brav 10 Min. unter der Zunge gehalten wird, nach vieltausendfacher Erfahrung vollkommen zuverlässig ist.

Immer ist zunächst die Behebung des Fiebers ohne Medikamente zu erstreben. Verständige Bettung und Lagerung in einem kühlen Zimmer oder gar im Freien verbunden mit Hautpflege beseitigen oft sehr bald erhöhte und subfebrile Temperaturen und setzen höhere Grade wenigstens erheblich herab. Kühle Wadenwickel können zweckdienlich und kühle Kopfkompressen notwendig sein. Zu BREHMERs Zeiten ließ man aus 5 m Höhe einen armdicken Strahl eiskalten Wassers auf die Kranken herabbrausen; heute empfehlen wir mit jeder Kaltwasserbehandlung bei Lungenkranken, insbesondere bei fiebernden Kranken recht zurückhaltend zu sein.

Das Fieber der Tuberkulösen ist meist labil und reagiert gut auf Antifebrilia; refraktär verhält sich die hohe Kontinua bei der käsigen Pneumonie und die Fieberkurve der Miliartuberkulose. Ob Fieber durch Antifebrilia unterdrückt werden soll, hängt davon ab, ob der Kranke darunter leidet. Er kann körperlich leiden unter dem Frösteln beim steilen Temperaturanstieg und dem gelegentlich profusen Schweißausbruch beim Fieberabfall, unter Kopfschmerzen, Schlaflosigkeit, Appetitlosigkeit. Und er kann seelisch darunter leiden, denn er weiß nur zu gut, daß es keine Besserung, keine Heilung gibt, solange Fieber besteht.

Ein brüskes Drücken der Temperatur erzeugt lästige Schweißausbrüche. Man gibt die Antifebrilia deshalb in refracta dosi, oder, besser noch, in Wasser gelöst schlückchenweise über den Tag verteilt, und zwar so, daß 1—2 Stunden vor dem Temperaturmaximum die Tagesdosis verbraucht ist, also z. B. von 7—15 Uhr, wenn das Temperaturmaximum um 17 Uhr erreicht wird. In dieser Weise geben wir Pyramidon, das sich uns immer noch am besten bewährt hat, in der Tagesmenge von 0,3—0,5 g. Da ein Fiebermittel aus undurchsichtigen Gründen mal versagen oder in seiner Wirkung nachlassen kann, muß man die Medikamente öfter wechseln. Wir geben gern Gardan 0,5—1,0, Melubrin 1,0—2,0, auch mal Kombinationen wie Pyramidon 0,2 + Lactophenin 0,5 oder Diplosal 0,5 + Lactophenin 0,5, immer diese Mengen in der angegebenen Weise pro die. Salicylsäure und Aspirin geben wir nicht gern, weil sie besonders starke Schweiße herbeiführen und auch den Magen belästigen. Man kann auch den Magen ganz umgehen, indem man das Pyramidonderivat Novalgin 0,25—0,5 subcutan oder intramuskulär gibt, während intravenöse Anwendung keinen Sinn hat, weil sie einen Temperatursturz veranlassen würde; diese Spritzen muß man 2—3mal täglich machen lassen. Ist der Temperaturverlauf und der Einfluß der Medikamente geklärt, so begnügt man sich mit 2—3 Messungen täglich; da aber die Messungen den Kranken belästigen und hartnäckige Temperaturen ihn irritieren, ist er oft glücklich, wenn man ihm das Messen für eine Weile untersagt, um nach 14 Tagen eine mehrtägige Stichprobe zu machen.

Zeitigt die medikamentöse Bekämpfung des Fiebers ein Dauerresultat? Neben sehr vielen Fehlergebnissen imponieren immer wieder scheinbare Erfolge, aber ob sie nicht durch Bettruhe allein erreicht sind, ist schwer zu sagen. Knoll hat an seinem Antifebrin bekanntlich Millionen verdient. Wenn die Konkurrenz der heute modernen Präparate erkennen läßt, daß der Produzent in diesem Spiel sicher nicht der Leidtragende ist, so beweist das leider nicht, daß auch der Kranke Gewinner ist.

b) Nachtschweiße sind zu einem großen Teil Begleiterscheinungen des Fiebers, richtiger des Temperaturabfalls, denn sie erscheinen auch schon bei großen Tagesschwankungen, wenn die Fiebergrenze noch nicht überschritten wird. Wie beim Fieber sind die ersten Maßnahmen korrekte Bettung des Kranken und gute Raumlüftung. Dazu kommen abendliche laue Ganzwaschungen und Abreibungen mit Franzbranntwein. In der Heilstätte kommt man mit solchen Anordnungen allermeist zum Ziel, weshalb sie nicht Großabnehmer der Antihidrotica sind.

Ein immer wieder bewährtes, dazu beliebtes und durch die Calorien doppelt wertvolles Hausmittel ist ein Becher Milch mit einem individuell bemessenen Schuß Kognak. Mit den Fiebermitteln kann man profuse Schweißausbrüche erzeugen, wenn man sie unrichtig verordnet, aber bei richtiger Anwendung mit der Behebung des steilen Temperaturabfalls auch die Schweiße mindern. Von speziellen Antihidroticis ist Salbei zu loben, zu geben als Tee oder als Salvysat, auch mag man Acid. camphoricum, Agaracin mit Opium und Bellergal versuchen. Atropin geben wir nicht gern wegen der beim Phthisiker sehr unerwünschten Nebenwirkungen: Trockenheit des Mundes, Hemmung der Peristaltik, Sehstörungen. Dagegen können Schlafmittel, insbesondere Veronal, zur Behebung der Nachtschweiße recht gute Dienste tun.

c) Allgemeine Schwäche. Oft klagen Tuberkulöse, die einen geringfügigen und wenig toxischen Befund haben, über große Mattigkeit; andererseits sieht man nicht selten Kranke mit offener, ja ausgedehnter Tuberkulose, die sich wohl und frisch fühlen und recht leistungsfähig sind. Es ist auch nicht so, daß Kranke mit akuter oder doch ausgesprochen progredienter Tuberkulose sich schlapp fühlen und chronisch Kranke wohler. Das Symptom ist also nicht durchaus an Art und Ausdehnung des Krankheitsprozesses gebunden. Gelegentlich wird die körperliche Schwäche von einer funktionellen Schwäche des Kreislaufapparates abhängig und vielleicht auch von dieser Seite her durch Campher, Cardiazol oder Sympatol zu beeinflussen sein. Oft aber hat man den Eindruck, daß die psychische Reaktion auf das Krankheitsbewußtsein dieses Allgemeingefühl schafft und unterhält, und dann ist ihm besonders schwer beizukommen. Ob die Psychotherapie etwa in der Form von J. H. SCHULZ' autogenem Training in solchen Fällen Hilfe bringen kann, entzieht sich meiner Kenntnis; da das Symptom geradezu das Krankheitsbild beherrschen und die berufliche Leistung schwer beeinträchtigen kann, müssen alle Wege eingeschlagen werden, die zu einer Besserung führen können.

Wenn die allgemeine Schwäche bei Schwerstkranken sich bis zum Vernichtungsgefühl steigert, so kann das ja nicht wundernehmen. Die Kranken leiden oft auch seelisch auf das schwerste unter solch vollkommener Ohnmacht, die ja leider kaum zu bessern ist. Eine Hebung des Kräftezustandes, richtiger ein Ersatz der schwindenden Kräfte, ist ausgeschlossen, eine Besserung der Herzleistung nicht zu erhoffen, weshalb auch Kreislaufmittel meist vergeblich versucht werden. Es besteht im Endstadium der chronischen Tuberkulose immer eine schwere sekundäre Anämie, die Hauptursache der großen Schwäche sein mag, aber eine Eisentherapie wird hier kaum noch Besserung bringen können. Ein wenig besser fühlt sich der Kranke, wenn er leidlich gut geschlafen hat. Das kann man mit milden Schlafmitteln (Tct. valeriana, Validol, Allional, Adalin, Phanodorm, Luminal, Evipan, Doralgin, Somnacetin, Somnifen, Noctal) immer erreichen; man sei zwar in diesen Fällen freigebig mit der Verordnung, aber vorsichtig in der Dosierung, da der elende Kranke nur eine mäßige Dosis braucht und nicht weit in den Tag hinein schlafen darf, was sein Schwächegefühl nur vergrößert. Die Alkaloide können hier nichts helfen, aber der Zusatz einer reduzierten Dosis zum Schlafmittel kann zur Behebung des Hustenreizes notwendig sein. In den letzten Lebenswochen des Kranken soll man aber auch mit den Alkaloiden und ihrer subcutanen Anwendung nicht zurückhalten.

B. Organsymptome.

a) Der Husten. Das pulmonale und bronchiale Sekret muß natürlich heraus aus der Lunge und den Luftwegen und das kann nur durch Abhusten erreicht werden. Der disziplinierte Kranke weiß das durch die sog. morgendliche Lungentoilette oft für den ganzen Tag zu erledigen. Über dieses, sagen wir produktive Husten hinaus haben nun viele Tuberkulöse infolge des Reizzustandes oder auch einer unspezifischen oder gar spezifischen Erkrankung ihrer Luftwege unter häufigem oder unaufhörlichem Hustenreiz zu leiden, einem Leerhusten, der quasi eine Luxusleistung darstellt. Dieser Husten ist in erster Linie vom Kranken selbst zu bekämpfen; er muß lernen, mit so wenig Husten wie möglich auszukommen. Bei Hustenreiz ist vorsichtig und oberflächlich weiter zu atmen, da tiefes Atmen den kitzelnden Schleim stärker bewegt und dadurch den Kitzel vermehrt, Anhalten des Atmens zwar den Kitzel zunächst behebt, aber bei Wiedereinsetzen der Atmung der Husten explosionsartig auftritt. Genügt vorsichtiges Atmen nicht zur Beseitigung des Reizes, so soll der Kranke einige Male leer schlucken; das kann er nur 3—4mal, dann ist der Speichelvorrat verbraucht, aber ein kleiner Schluck lauwarmen Wassers oder Tees kann helfen. Auch erweist sich Lutschen eines Bonbons, besonders eines Mentholbonbons, oft als nützlich. Hilft all das Bemühen nicht, so darf der Kranke allenfalls ein paarmal leise und vorsichtig anhusten, ja nicht heftig und andauernd, da durch Husten die obersten Luftwege hyperämisch werden, wodurch die Reizempfindlichkeit erhöht wird. Natürlich ist es notwendig, dem Kranken solche Hustendisziplin zu erleichtern durch Auswurfförderung mit Expectorantien oder Inhalationen, durch Inhalations- oder örtliche Behandlung etwaiger Erkrankungen der oberen Luftwege, doch hüte man sich, darin zu viel zu tun.

Verwerflich und durchaus zu vermeiden ist die gedankenlose Verordnung von Narcoticis gegen den Husten; leider sind sehr viele solcher Kranken schon gewohnt, 3mal täglich Codein oder andere Morphinderivate einzunehmen, und das ist ihnen in der Ambulanz oder der hausärztlichen Praxis recht schwer abzugewöhnen. Nur schwerer Kranke dürfen abends, um ihnen genügende Nachtruhe zu verschaffen, mäßige Dosen eines Alkaloids bekommen, möglichst aber nicht unter Tag. Von den gebräuchlichen Morphinderivaten bewähren sich außer dem Codein Pantopon, Dicodid, Dilaudid, Dionin und Acedicon. Alle Alkaloide haben bekanntlich den Nachteil der Gewöhnung, der daraus sich ergebenden Notwendigkeit der Dosensteigerung und damit der Gefahr der Rauschsucht; ich habe im Laufe der Jahre nicht wenige Tuberkulöse behandeln müssen, die schwer süchtig geworden waren. Die Narkotica stiften auch dadurch Schaden, daß sie Magen und Darm lähmen und die für Appetit und Wohlbefinden so wichtige Verdauung und Darmentleerung stören. Schließlich schlägt die Gewöhnung an große Dosen Alkaloide dem Arzt die beste Waffe gegen namenloser Qual aus der Hand; sie versagen, wenn bei schwerer Kehlkopf- und Darmtuberkulose und im Endstadium die großen Dosen, auch Opium und Morphiumspritze nicht entbehrt werden können.

b) **Der Auswurf** muß aus der kranken Lunge so bald und so vollständig wie möglich heraus, ganz besonders, wenn er Tuberkelbacillen enthält; denn diese Bacillen dienen in der Lunge der intracanaliculären Ausbreitung durch die Bronchien, die sie ja bei der Entleerung passieren müssen, und aus der Pathologie kennen wir genügend die Bösartigkeit solcher Progredienz in Form der käsigen Pneumonie. Auch klinisch drängt sich uns solche Gefahr bei der sog. Aspirationspneumonie nach Lungenblutungen, Narkosen und großen Lungenoperationen immer wieder auf. Dem Kranken kann das Herausbringen größerer Mengen oder sehr zähen Auswurfs große Qual bereiten, von der man ihn befreien oder die man ihm sehr erleichtern kann. Das unschädlichste, dabei recht wirksame Mittel ist der Brustwickel, feuchtwarm ohne Billrothbatist abends, gegebenen Falles auch morgens für 2 Stunden angelegt. Ist der Kehlkopf miterkrankt, so wird auch ein Halswickel mit dem Brustwickel kombiniert. Ein zweites unschädliches Mittel ist die Inhalation, früher in ihrer Wirksamkeit weitaus überschätzt, dafür heute, scheint mir, zu sehr vernachlässigt. Man läßt mit dem handelsüblichen Inhalationsapparat wäßrige Lösungen von Emser Salz oder Kochsalz inhalieren; bequemer für den Kranken ist der Bronchitiskessel, der einen kräftigen Dampfstrom über den ruhig daliegenden Kranken schickt. Ölige Lösungen, Terpentinöl, Eucalyptusöl, Mentholöl, Latschenkieferöl läßt man vom Dampftopf inhalieren; auch kann Aufhängen von terpentinbesprengten Tüchern schon wirksam sein. Diese

Öle, ebenso Inspirol, kann man auch im Wiesbadener Inhalator applizieren, doch macht sich dabei das Fehlen des Wasserdampfes nachteilig bemerkbar.

Von den Expectorantien ist das mildeste und recht angenehme der Brusttee, zu geben morgens und abends je einen Becher recht heiß, dem man zur Vestärkung je 15 Tropfen Liquor. Ammon. anisati zusetzen mag. Milde wirkt Emser Kränchenbrunnen mit heißer Milch, auch die Mixtura solvens, die überdies ein wenig abführt. Das altbewährte Ipecacuanha, ebenso Senega erfreuen sich bei älteren Ärzten noch großer Beliebtheit; moderner ist Sirolin, Tussipekt, Tussamag, Ephetonin und der bei den Kranken sehr beliebte Ephetoninhustensaft. Äußerlich kann man Pertussinbalsam, der auf die Brust- und Rückenhaut aufgepinselt wird, versuchen. Zur Injektionsbehandlung eignet sich das intramuskulär zu gebende, aber schon recht energisch wirkende Transpulmin. Ist der Schleim sehr zäh, so gelingt die Verflüssigung am besten mit Kalium jodatum; doch sei man mit der Dosierung recht vorsichtig, da sich die bronchiale Sekretion bis zu lungenödemähnlichem Zustand steigern und den Kranken in Lebensgefahr bringen kann.

Ist es unabweislich, dem Kranken zur Behebung des quälenden Hustens ein Narkoticum zu geben, so mag man dies mit dem Expectorans kombinieren. Braucht der Kranke ein Narkoticum nur abends zur Abwehr des die Nachtruhe störenden Hustens, so gibt man beide getrennt, das Expectorans 2—3mal täglich, das Narkoticum nur abends. Für Schwerkranke mit ständig quälendem Husten sind Kombinationen zu empfehlen, z. B. Ipecopan und Paracodin, für Kinder auch Paracodinsirup.

c) **Lungenblutungen,** bei der gewebezerstörenden Lungentuberkulose leider ein häufiges Ereignis, können den Kranken aufs äußerste erschrecken und den Arzt vor größte Schwierigkeiten stellen. Schon die Feststellung, ob das Blut aus der Lunge stammt, ist nicht immer einfach. Ist der Kranke als lungentuberkulös bekannt, so wird man nicht im Zweifel sein, aber anderen Falles muß etwaige Herkunft des Blutes aus dem Rachen, der Nase, dem Zahnfleisch ausgeschlossen werden, während die Verwechslung mit einer Magenblutung für den erfahrenen Arzt kaum in Frage kommen dürfte. Die Gefahr einer Nachblutung verbietet eine gründliche physikalische Untersuchung und macht meist auch die Röntgenuntersuchung unmöglich. So muß der Arzt oft handeln, ohne den Blutungsherd genau zu kennen. Haben wir es nur mit Blutbeimengungen zum Sputum oder Aushusten von wenig reinem Blut zu tun und ist der Lungenbefund aus der bisherigen Behandlung und einer neuen Röntgenaufnahme als sicher nicht kavernös bekannt, so brauchen wir das Ereignis nicht tragisch zu nehmen und können guten Gewissens den Kranken beruhigen. Eine solche Hämoptyse erfordert eigentlich keine Behandlung, nicht einmal Bettruhe, die schon dem Vorfall eine ihm nicht zukommende Bedeutung beilegt; da aber der Kranke meist schon im Bett liegt, lasse man es schon dabei. Eine kleine Dosis eines Sedativums, etwa Bromural, tut das übrige. Eine Beruhigung des Kranken ist aber auch dann erforderlich, wenn der Arzt selbst recht beunruhigt ist. Man entferne zunächst aufgeregte Angehörige aus dem Krankenzimmer und verordne eine Eisblase oder wenigstens kalte Kompressen; beides hilft zwar nicht viel, imponiert aber dem Kranken. Ebensowenig leistet zwar 1 Teelöffel Kochsalz, in Oblaten zu geben; es ist sofort zu beschaffen und mag den Blutdruck, wenn Wassertrinken verboten wird, vielleicht ein wenig herabsetzen. Statt der beliebten Verordnung von Eisstückchen, die zuviel Flüssigkeit zuführen, gebe man lieber Bonbons zum Lutschen. Daß Hochlagerung des Oberkörpers die Durchblutung der oberen Lungenpartien, die meist Sitz des Krankheitsherdes sind, herabsetzt, kann nach der Erfahrung bei der Stauungslunge angenommen und soll deshalb angeordnet werden. Ob das früher viel geübte Abbinden der Extremitäten (Puls muß fühlbar bleiben, Lösung allmählich nach 1—2 Stunden) von Bedeutung ist, wird zwar bezweifelt; bei schweren Blutungen sollte man aber zu diesem Versuch peripherer Blutstauung greifen. Bei unaufhörlichem Hustenreiz kann es notwendig sein, eine kleine Dosis eines Narkoticums zu geben. Als Kunstfehler gilt aber die Morphiuminjektion, weil sie das Aushusten des Blutes gänzlich stoppt, das heraus muß wegen der Gefahr der Aspirationspneumonie. Soweit die ersten Maßnahmen.

Von Blutung stillenden Medikamenten verwandte man früher gern das Mutterkornpräparat Ergotin und die Droge Hydrastinin aus dem Rhizoma Hydrastis canadensis; beide wirken auf die Uterusmuskulatur, aber ihre Wirkung auf Gefäßkontraktionen der Lunge blieb stets zweifelhaft; da die klinische Erfahrung die Zweifel keineswegs behob, sind sie mit Recht verlassen. Eine Zeitlang hielt man viel von Gelatineinjektionen (40 ccm intramuskulär, steril in 10-ccm-Ampullen zu haben). Ob eine so geringe Gelatinemenge die Blutgerinnung am Blutungsort beeinflußt, erschien von vornherein sehr zweifelhaft; wiederum gab klinische Erfahrung dem Zweifel recht, und zumal die Injektionen sehr schmerzhaft sind, hat man auch diesen Versuch mit Recht aufgegeben, doch ist es zweckmäßig, bei Blutungen Gelatine reichlich in Süßspeisenform zu geben; im übrigen soll Flüssigkeit eingeschränkt und Nahrung als Brei gegeben werden. — Von den neuen Präparaten wäre zu nennen das Clauden, ein Extrakt aus tierischem Lungengewebe, das Sangostop, das Stypticin, das Styptol, das Koagulen (Blutplättchenpräparat) und Kongorot. All diese blutstillenden Mittel sind sehr umstritten in ihrer Wirkung, die in der Literatur wohl ebensooft verneint wie bejaht ist; doch ist es von beruhigender Bedeutung für den Kranken, wenn der Arzt seinen wirklichen oder scheinbaren Glauben an das gewählte Medikament auf ihn überträgt. Größeres Ansehen genießt, auch in den Kreisen der Fachärzte, die intravenöse Injektion von 10%igem Calcium chloratum. Da diese Lösung, versehentlich ins Gewebe gegeben, böse Nekrosen macht, brachten SANDOZ und NORDMARK Präparate heraus, die intramuskulär gegeben werden können, doch scheint mir die Wirkung intramuskulärer Anwendung noch unzuverlässiger als intravenöse Injektion, die auch keineswegs jede Blutung stoppt oder weitere Blutungen verhindert. — In der französischen Literatur ist neuerdings über ausgezeichnete Erfolge mit Novocainbehandlung bei Lungenblutungen berichtet worden. Es werden 10 ccm 1%iges Novocain mit $^1/_2$ mg Atropin ganz langsam (15 Min.) intravenös eingespritzt. Nebenwirkungen mit Salivation und Augendruck können dabei vorkommen. Die Blutungen sollen fast regelmäßig schlagartig zum Stehen kommen. Nachprüfungen ergaben sehr unsichere Erfolge; doch wird ein Versuch mit dieser einfachen Methode empfohlen.

Das einzige zuverlässige Mittel gegen die Blutung ist die Ruhigstellung der Lunge. Dazu muß man zunächst die Blutungsseite kennen, die aus Röntgenaufnahmen hervorgehen, auch mal vom Kranken dem Gefühl nach leidlich zuverlässig angegeben werden kann. Aber nachdem ich selbst mal in einer solchen Situation auf Grund einer älteren Röntgenaufnahme den Pneumothorax auf der falschen Seite angelegt und den Kranken an verstärkter Blutung verloren habe, bin ich sehr vorsichtig geworden. Gelingt der Pneumothorax, so soll man ihn, um das blutende Gefäß zu entspannen, gleich stärker füllen, als sonst bei der ersten Anlegung üblich. Gelingt er nicht, so kann die Zwerchfellähmung durch Exairese oder temporär durch Quetschung des Nervus phrenicus zum Ziele führen, während eine Thorakoplastik, die Indikation nach dem Lungenstatus vorausgesetzt, nur im Intervall rezidivierender schwerer Blutungen in Frage kommen kann. — Auf besonderen Mechanismus wird schließlich die sog. Stauungsblutung zurückgeführt, eine Blutung aus gestauten Lungenvenen (hellrotes Blut!) bei Herzinsuffizienz. Sie wird demgemäß nur bei alten cirrhotischen Phthisen mit sekundärem Emphysem beobachtet und logischerweise mit Herzmitteln bekämpft, wobei sich der Campher nach vielfältiger Erfahrung besser bewährt als Digitalis oder Strophanthin.

„Die Blutung macht was sie will", hat JESSEN einmal gesagt. Und leider hat er damit nicht ganz unrecht, denn außer der Kollapsbehandlung, die ja bei vorgeschrittenem Leiden oft nicht angewendet werden kann, haben wir keine Möglichkeit, den Kranken vor dem Schrecken einer erneuten schweren Blutung sicher zu bewahren. — Tod in der Sturzblutung ist nicht so ganz selten; meist erstickt der Kranke an dem Blut, das die Luftröhre verlegt, selbst wenn der Arzt daneben steht. Gelingt es wirklich, den Kranken über die unmittelbare Lebensgefahr hinwegzubringen, so hat doch bei so schweren Blutungen die Lunge im verzweifelten Ringen des Kranken nach Luft regelmäßig so viel Blut angesaugt, daß als mittelbare Folge der Blutung eine ausgedehnte Aspirationspneumonie entsteht. Die Aspirationspneumonie nach Blutungen tritt in zwei Formen auf. Wird nur Blut aspiriert, so wird dies nach einigen Wochen vollkommen resorbiert und es tritt Heilung ein. Gelangen aber mit dem Blut gleichzeitig Tuberkelbacillen in andere Lungenbezirke, so tritt eine Verkäsung der Aspirationsherde ein. Diese Form der Aspirationspneumonie ist bei jeder großen Blutung für den Kranken oft gefährlicher, immer aber viel nachteiliger als der Blutverlust. Wenn nach einer größeren Blutung der Kranke länger als vorübergehend (Schockwirkung!) hoch fiebert, so nennt man das zwar schonend Resorptionsfieber, aber die Röntgenaufnahme klärt regelmäßig den Sachverhalt als Aspirationspneumonie auf, die zwar zeitweilig zur Ruhe kommen kann, aber allzuoft den Anfang vom Ende bedeutet.

d) **Die Kurzatmigkeit,** die den Lungentuberkulösen oft stark behindert und zuweilen hart quält, kann auf respiratorischer oder kardialer Insuffizienz beruhen, die für die Therapie sehr verschiedene Indikationen geben. Respiratorische Insuffizienz kommt zum Teil durch Vorgänge im Pleuraraum zustande, die im Kapitel 14, S. 77, behandelt werden. Die Entzündungen der Pleura hinterlassen immer Folgezustände, die therapeutisch sehr undankbar sind. Ausgedehnte, insbesondere doppelseitige Verödungen des Pleuraraumes, gar noch solche mit Bildung massiver Schwarten, können schwerste Störungen der Atmung und damit der Sauerstoffversorgung und Kohlensäureabgabe bedingen. Sie fixieren die Rippen gegeneinander, behindern also die Brustkorbatmung fast bis zu ihrer Aufhebung, und sie setzen durch Fixierung des Diaphragmas auch die Zwerchfellatmung stark herab. Solche Kranken können auch bei klinisch-praktisch geheilter Lungentuberkulose völlig arbeitsunfähig und auf ein kümmerliches Invalidendasein beschränkt bleiben. Nicht besser steht es um die Atemnot der Kranken, deren tuberkulosefreie Lungenabschnitte durch die Ausbildung eines sekundären Emphysems, die stark schrumpfenden Phthisen regelmäßig folgt, funktionell schwer geschädigt sind; können doch die Oberlappen bis zur Größe kleiner Apfelsinen zusammenschrumpfen Diesem Prozeß gesellt sich häufig Atresie der Pleuraräume und chronische sekundäre Bronchitis zu. Solchen Folgezuständen der Lungentuberkulose ist auch mit Atemübungen nicht beizukommen. — Ein

Windhauch wirft die Kranken schließlich dem sekundären Phthisetod in die Arme.

Wenn die fortschreitende Lungentuberkulose das Organ so restlos zerstört hat, daß der Obduzent schließlich nur unbegreiflich kleine Reste funktionstüchtigen Lungengewebes findet, so kann der Kranke bei äußerster Atemnot nur eine vita minima erreichen; nur der Tod kann ihm Erlösung bringen. Statt mit der Sauerstoffbombe, die bei akuten Atemstörungen segensreichen Dienst tun kann, das Leiden unverantwortlich zu verlängern, soll man solchen Kranken mit genügenden Morphiumgaben zu einem wohltätigen Dämmerzustand verhelfen, in dem sie schließlich hinüberschlummern.

Die chronische Phthise schädigt auf die Dauer durch Toxinwirkung und durch Überlastung immer das vielgeplagte Herz. Auch mit der Herzpeitsche, mag sie Cardiazol, Sympatol, Digitalis oder Strophanthin heißen, bringt man solch myokarditisch schwer geschädigtes Herz nicht zur Mehrleistung. Erholung durch äußerste Schonung ist das einzige, was dem Herzen und damit dem Kranken Erleichterung bringen kann; Narkotica können hier nur schaden.

14. Therapie der Pleuratuberkulose.

A. Die Pleuritis sicca und exsudativa.

Bei der Pleuritis sicca sind es nur die Schmerzen, die Behandlung notwendig machen, da sie sehr heftig sein können. Manchmal genügen äußerliche Maßnahmen: ein Jodanstrich, ein warmer Brustwickel, ein Heftpflasterdachziegelverband quer zum Rippenverlauf, doch kann auch mal eine mäßige Dosis eines Morphinderivates notwendig werden. Für hartnäckige Fälle leistet die Diathermie und besonders die Kurzwellenbestrahlung recht gute Dienste, während von der Quarzlampenbestrahlung und dem nur oberflächlich wirkenden Rotlicht, Blaulicht usw. nicht viel zu erwarten ist.

Während die Behandlung der Pneumothoraxexsudate, auch wenn sie einer Pleuritis exsudativa gleichen, ebenso die tuberkulösen und mischinfizierten Empyeme im Pneumothoraxraum regelmäßig in der Hand des Facharztes bleibt, der die Pneumothoraxbehandlung durchführt, wird der praktische Arzt im allgemeinen bei isolierter Pleuritis exsudativa die Behandlung zu übernehmen haben. Bei der akuten Pleuritis exsudativa ist der Erguß nur abzupunktieren, wenn er ausgesprochene Verdrängungserscheinungen oder starke Atemnot macht. Nach völligem Abklingen des Fiebers wird jedoch das Exsudat möglichst restlos entleert, um starke Fibrinablagerungen auf der parietalen und besonders der pulmonalen Pleura hintanzuhalten, welch letztere, bindegewebig organisiert, geradezu einen Panzer um die Lunge legen, womit ihre Funktion zum schweren dauernden Schaden für den Kranken ganz erheblich herabgesetzt, auch mal völlig aufgehoben wird. Hat sich die Lunge nach völliger Resorption des Exsudats wieder ausgedehnt und der Brustwand angelegt, was niemals ohne Verwachsung abgeht, so kann ihre Funktionsleistung erheblich verbessert werden durch geeignete Atemübungen, die einige Zeit nach Abklingen der Pleuritis einsetzen.

B. Das tuberkulöse und das mischinfizierte Pleuraempyem.

Hat der Arzt durch Probepunktion ein Pleuraemyem festgestellt, wird schon die Frage, ob es rein tuberkulös oder mischinfiziert ist, von ihm nur geprüft werden können, wenn ein Gesundheitsamt schnell erreicht werden kann, da andernfalls der Kulturversuch nicht mehr gelingt; und das trifft für ländliche Verhältnisse selbst in normalen Zeiten oft nicht zu. Es kommt hinzu, daß die Behandlung der Empyeme mindestens regelmäßige Spülungen, oft kunstgerechte Absaugungen nach PERTHES, nicht selten größere Eingriffe erfordert. Die Spülungen können zur Not in den Praxisräumen des Arztes gemacht werden, wenn der Kranke einen Wagen benutzen kann, aber schon der Perthes muß am Bett des Kranken in Gang gebracht werden und erfordert ein umständliches Gerät, das heute kaum zu beschaffen ist. Der praktische Arzt tut deshalb schon am besten, den Kranken mit Pleuraempyem in ein Krankenhaus einzuweisen, wo er ohne allzu große Schwierigkeiten sachgemäß behandelt werden kann. Gibt bei einem Kranken die vorgeschrittene Lungentuberkulose keine Hoffnung auf Besserung durch die Empyembehandlung, so können die bei etwaigem Überdruck notwendigen einfachen Absaugungen in der Wohnung des Kranken vorgenommen werden.

C. Der Spontanpneumothorax

bei der Lungentuberkulose stellt den Arzt vor schwierigste Aufgaben. Wenn beim Eintreffen des Arztes schon ein Überdruck im Pleuraraum besteht, muß er sofort handeln. Die Erkennung des lebensbedrohenden Zustandes und der Ursache der plötzlichen höchsten Atemnot sollte für den erfahrenen Arzt nicht schwierig sein. Die erste Aufgabe ist die Beseitigung des Überdrucks, der das Einstechen einer Kanüle mittleren Kalibers dient, womit unter Abströmen von Luft die gefährliche Verdrängung des Mittelfells aufgehoben wird; zur Beruhigung des Kranken wird auch eine mäßige Dosis eines Morphinderivats notwendig sein, wofür Pantopon subcutan empfohlen wird; Morphium regt manche Kranken auf. Wird der Zustand des Kranken, insbesondere die Atemnot, mit dieser Maßnahme erträglich, so kann man den Kranken, der ja laufender Beobachtung bedarf, in ein Krankenhaus bringen. Ist das nicht möglich, so ist zur Beobachtung eine Pflegerin zu bestellen. Die Kanüle wird durch eine Dauerkanüle ersetzt. Wenn der Lungenriß im gesunden Gewebe entstanden ist, z. B. durch Abreißen einer Verwachsung, so verklebt er nicht selten in den nächsten Tagen; die Dauerkanüle kann, zunächst versuchsweise, entfernt und der Spontanpneumothorax der Spontanresorption überlassen werden, die sich oft schon in Tagen bis Wochen vollzieht, sich aber auch über viele Monate hinziehen, oder überhaupt nicht in Gang kommen mag. — Ist der Spontanpneumothorax komplett oder sind durch Lungentuberkulose größere Partien der anderen Lunge ausgefallen oder ist der Spontanpneumothorax gar zu einem künstlichen Pneumothorax der anderen Seite hinzugetreten, so kann der Zustand des Kranken durch Einsetzen der Dauerkanüle allein nicht erträglich, sein Sauerstoffbedarf nicht gedeckt werden und seine Kohlensäurestauung an den blauen Lippen zu erkennen sein. Wenn auch momentane Lebensgefahr nicht mehr besteht, so muß doch alsbald die Entfaltung der kollabierten Lunge durch aktives Absaugen der Luft eingeleitet werden. Mit der Wasserstrahlpumpe oder einer elektrischen Pumpe, mit zwei kommunizierenden Flaschen oder selbst mit einem umgekehrt geschalteten Pneumothoraxapparat ist solche Absaugung leicht ins Werk zu setzen, aber all dies Gerät steht dem Praktiker in der Regel nicht zur Verfügung. Mit einer gewöhnlichen 10- oder 20-ccm-Spritze schafft man eine Ausdehnung der Lunge unendlich mühsam und gar zu langsam. Besser, weil viel schneller, geht das Arbeiten mit der umschaltbaren Rotandaspritze, die auch zur Entleerung größerer Ergüsse sehr gut zu brauchen ist. Ist die Ausdehnung der Lunge gelungen, so muß die gewonnene Zeit — fast immer sind es doch ein paar Stunden — benutzt werden zur Verbringung des Patienten ins Krankenhaus oder zur Beschaffung eines Geräts für kontinuierliche Absaugung.

15. Die Behandlung der Kehlkopf- und der Darmtuberkulose.

A. Kehlkopftuberkulose.

Auf die Behandlung der Kehlkopftuberkulose soll hier nur soweit eingegangen werden, wie der praktische Arzt sie anzuwenden in der Lage ist. Keinesfalls darf bei Halsbeschwerden offen Tuberkulöser die Behandlung, die oft eine örtliche sein muß, Not leiden, weil der Arzt die therapeutische Technik nicht beherrscht. Es ist schon richtig, daß eine Kehlkopftuberkulose nur zur Ausheilung zu bringen ist, wenn auch die Lungentuberkulose therapeutisch beherrscht wird; aber auch bei ungünstiger Prognose darf die Behandlung einer

Kehlkopftuberkulose nicht unterbleiben, weil ihr Fortschreiten den Kranken mit den größten Qualen und schließlich mit dem Verhungern bedroht.

Ist schon die Diagnose der Kehlkopferkrankung ohne Kehlkopfspiegel nicht möglich, so ist auch eine Behandlung ohne regelmäßige Kontrolle mit dem Kehlkopfspiegel unzulänglich; denn es darf ja der früheste Zeitpunkt eines etwa notwendig werdenden Eingriffs nicht versäumt werden. Wenn der praktische Arzt die Übung für genügende Kontrolle der Kehlkopferkrankung nicht besitzt, muß er sich der Hilfe eines Facharztes bedienen.

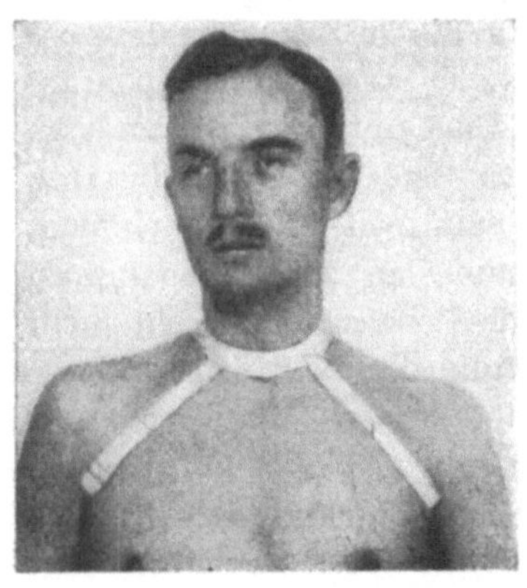

Abb. 4. Anlegung der Binde zur Behandlung der Kehlkopftuberkulose mit Stauung.

Die erste Maßnahme nach Feststellung einer Kehlkopftuberkulose ist das Schweigegebot. Die rigorose Durchführung, die von manchen Fachärzten verlangt wird, dürfte im Haushalt eines Kranken nicht möglich sein. Der Kranke muß aber begreifen lernen, daß die möglichste Schonung des Organs in seinem dringenden Interesse liegt; übrigens strengt die Flüstersprache den Kehlkopf kaum weniger an als lautes Sprechen. Rauchen darf der Kehlkopfkranke selbstverständlich keinesfalls. In zweiter Linie kommt die Stauung in Betracht, von der wir sowohl für die Linderung von Beschwerden, wie auch für die Heilung, recht viel halten; sie wird mit Hilfe der Staubinde erreicht.

Gelegentlich hat mir die indirekte Sonnenbestrahlung des Kehlkopfs, die der Kranke selbst auszuführen lernen muß, sehr gute Dienste getan; sie kann gut auch in häuslicher Behandlung angewandt werden.

Von äußerlichen Maßnahmen sind noch für die Schmerzlinderung beim Schlucken der warme Prießnitzumschlag und die Eiskravatte zu nennen; besser als selbst die oft erneute Eiskravatte wirkt der Kühlschlauch, doch wird er in einer Wohnung nur selten an die Wasserleitung angeschlossen werden können. Manche Autoren schwören für die Behebung der Schluckschmerzen auf die Galvanisation, über die es mir indessen an eigener Erfahrung fehlt. Salinische Inhalationen mit dem üblichen kleinen Inhalationsapparat, und zwar mit Kochsalz, Emser Salz oder Borsäure beheben die Austrocknung der oberen Luftwege und erleichtern das Schlucken, lösen auch den Schleim und mildern die Hustenattacken. Für Schwerkranke eignet sich besser der schon erwähnte Bronchitiskessel, der einen Dampfstrom über den liegenden Kranken schickt. Auch Inhalationen mit ätherischen Ölen (Mentholöl,

Eucalyptusöl, Latschenkiefernöl) sind zu empfehlen, wofür eventuell der Wiesbadener Inhalator zu benutzen ist oder 1 Topf mit kochend heißem Wasser (Achtung: Terpentindämpfe fangen Feuer!). Gründlicher als diese Inhalationen wirkt die Instillation dieser Öle mit der Kehlkopfspritze und die Einblasung von fein pulverisierter Borsäure. Größere Eingriffe (Flächenkaustik, Tiefenstich, Ätzungen mit Milchsäure, Trichloressigsäure oder Chromsäureperle, Excisionen mit schneidender Curette, Alkoholblockierung oder Resektion des Nervus laryngeus superior, Amputation der Epiglottis) sind immer dem Facharzt oder dem Spezialkrankenhaus zu überlassen, ebenso die Frage der Röntgenbestrahlung, die bei wuchernden Prozessen Gutes leistet, einschmelzende Tuberkulosen aber verschlimmert. — Bei Schluckschmerzen, die bei destruktiven Prozessen höchst qualvoll sein können, kommt man ohne örtliche Anästhesie und allgemeine Narkotica nicht aus. Zunächst ist zu versuchen, die Schluckschmerzen mit Gelonida antineuralgica ($^1/_4$—$^1/_2$ Tablette $^1/_4$ Stunde vor dem Essen), Dysphagin (Bayer) oder Mentholdragées mit Psicain oder Einblasungen von Anästhesin + Acid. bor. āā mit dem Pulverbläser in den Rachen, oder mit Pantocainspray zu beherrschen, Maßnahmen, die eine geübte Pflegerin vornehmen kann. Kommt es aber zu schweren Zerstörungsprozessen im Kehlkopf, insbesondere zu der gefürchteten Perichondritis der Epiglottis oder der Aryknorpel, die bis zur Spontanamputation dieser Knorpel gehen kann, so muß der Arzt zum Alkaloid, zu großen Dosen der Derivate innerlich und subcutan und schließlich auch ohne Rücksicht auf die Maximaldosis zur Morphiumspritze seine Zuflucht nehmen.

Von der früher hochgelobten spezifischen allgemeinen Reizbehandlung mit Tuberkulinen sahen wir nie einen Erfolg. Auch die Goldbehandlung, bis in die heutigen Tage fast als Spezificum gegen die Larynxtuberkulose gepriesen, hat bei uns stets versagt; ebensowenig sahen wir bei Versuchen mit der Quarznahebestrahlung des Kehlkopfs mit der mit fließendem Wasser gekühlten Cemachlampe irgendwelche Erfolge.

B. Darmtuberkulose.

Die Behandlung der Darmtuberkulose ist ein trostloses Kapitel der Tuberkulosetherapie. Aussichten auf erfolgreiche Behandlung bieten fast nur jene Tuberkulosen, die, ohne Erscheinungen von seiten des Darmes zu machen, auf gewisse Verdachtsmomente hin bei systematischer Suche erkannt wurden. Sind erst einmal klinische Erscheinungen von seiten des Darmes aufgetreten, so handelt es sich fast immer um ausgedehnte Darmtuberkulosen. Es ist auch ganz verständlich, daß einzelne oder auch Gruppen tuberkulöser Geschwüre die Darmfunktion noch nicht wesentlich beeinträchtigen und auch keine fühlbaren Störungen zu machen brauchen. Dabei ist es aber keineswegs so, daß tuberkulöse Darmgeschwüre überhaupt nie heilen; haben wir doch bei Sektionen immer mal wieder nicht nur gereinigte, sondern auch veraltete tuberkulöse Geschwüre, ja sogar größere Geschwürsflächen gefunden; schrumpfende Narben können Darmstenosen bilden, die röntgenologisch zu diagnostizieren sind und operativ angegangen werden müssen, wenn der Allgemeinzustand des Kranken das noch gestattet. Wir wissen leider nicht den Weg, der zur Heilung führt, ja wir können den Heilungsvorgang auch klinisch diagnostisch nicht erkennen. Immerhin ist das ein Hinweis, daß auch bei der Darmtuberkulose die Selbstheilungstendenz des Organismus, mithin auch die systematische Allgemeinbehandlung des Kranken die entscheidende Rolle spielt.

Merkwürdig wenig ist bei der Darmtuberkulose mit der Diät auszurichten. Solche Kranken begehen oft die gröbsten Diätfehler, ohne daß ihre Darmerscheinungen beeinflußt werden; diese lasse man ruhig bei ihren oft absonderlichen Kostwünschen. Andere Kranke sind empfindlicher, namentlich gärungsfähigen Nahrungsstoffen gegenüber, die man am besten eliminiert, und leider auch oft gegen Milch; aber positive Erfolge sind auch bei ihnen diätetisch nicht zu erzielen.

Unter den Medikamenten erfreuen sich die Adstringentien einer nicht ganz gerechtfertigten Wertschätzung; nach unseren Erfahrungen wird mit Tannin, Tannigen, Tannalbin, Dermatol meist wenig erreicht; auch die viel gerühmten Kohlekompretten lassen leider oft im Stich. Besser gibt man hie und da ein Glas Bordeaux oder noch besser Heidelbeerwein; auch getrocknete Heidelbeeren sind zu empfehlen. Man hat auch Einläufe mit Adstringentien versucht; da aber die Darmtuberkulose meist in der Ileocöcalgegend ihren Sitz hat, werden die kranken Stellen nur mit hohen Einläufen erreicht, die für den Kranken recht qualvoll sind. Mit Recht werden aber leichte Einläufe geschätzt, die den Kranken die häufigen Diarrhöen mit ihren quälenden Tenesmen ersparen können.

Berechtigter Wertschätzung erfreut sich für gewisse Darmtuberkuloseformen, in erster Linie für die indurierende Form der Cöcaltuberkulose, bei der Coecum und Aszendenz wurstförmig fühlbar sind, die Röntgenbestrahlung. Wir ziehen die Sonnenbestrahlung vor, die man aber leider der Lungentuberkulose wegen nicht als Allgemeinbestrahlung, sondern nur als örtliche Bestrahlung anwenden kann. Die sog. 4-Felderbestrahlung mit der Quarzlampe ist ein kümmerlicher Ersatz der Sonnenbestrahlung. Recht wirksam erweist sich bei den leichten Formen der Darmtuberkulose das Pneumoperitoneum; es entfernt das viscerale vom peritonalen Peritoneum, hebt den Reibungsschmerz und den Peristaltikreiz auf und schränkt damit auch die Durchfälle ein. Den einen oder andern so behandelten Kranken konnten wir mit dem Pneumoperitoneum zu guter Erholung und sogar zur Überwindung seiner Tuberkulose bringen, einige wenige mit räumlich beschränkten Prozessen operationsreif machen für die Resektion des erkrankten Darmabschnittes, die ja immer ein großer Eingriff ist. — Bei Kranken mit vorgeschrittener Darmtuberkulose bleibt dem ärztlichen Helfer nur die Behebung der Qualen; hier soll über Papaverin und Atropin hinaus von den Narkoticis, vor allem den Opiaten ausgiebig, ja rückhaltlos Gebrauch gemacht werden; auch die Morphiumspritze ist oft nicht zu entbehren.

16. Was der praktische Arzt von der Kollapsbehandlung bei Lungentuberkulose wissen muß.

Der praktische Arzt wird zwar im allgemeinen dieses bei der gefährlichen offenen Lungentuberkulose wichtigste Behandlungsverfahren nicht selbst anwenden, aber er muß darüber ebensogut orientiert sein, wie über die Notwendigkeit und die Gefahren einer Operation bei Appendicitis, perforiertem Magengeschwür, eingeklemmter Hernie oder Placenta praevia. Denn er wird es häufig sein, der dem Kranken den ersten Vorschlag macht, der ihm die Art solcher Behandlung erklären und seine Bedenken überwinden muß.

Wir unterscheiden heute die sog. kleine und die große Lungenchirurgie. Die erstere umfaßt den einfachen und den doppelten Pneumothorax, die Thorakokaustik, die Zwerchfellähmung auf Zeit durch Quetschung oder Vereisung, für die Dauer durch Herausziehen (Exairese) des Nervus phrenicus, den intrapleuralen Oleothorax, die Kavernensaugdrainage und schließlich auch das Pneumoperitoneum. Die große Chirurgie erreicht den Lungenkollaps durch die großen Operationen der Thorakoplastik, der Plombierung mit Paraffin oder Öl, den operativen extrapleuralen Pneumothorax und die Operationen bei tuberkulösen und mischinfizierten Empyemen.

Die Kollapsbehandlung ist eine wesentlich mechanische und immer eine indirekte Methode, denn sie kann die erstrebte Heilung nur erreichen, indem sie der Selbstheilungstendenz des tuberkulösen Herdes durch Beseitigung der mechanischen Hindernisse entgegenkommt. Sie ist wesentlich gerichtet auf die Heilung der Kaverne, eines mehrminder großen Substanzdefektes, der immer nur durch konzentrische Schrumpfung gedeckt werden kann. Dieser Schrumpfungstendenz steht die Ausspannung der Lunge im Thoraxraum entgegen und außerdem der unaufhörliche Zug durch Thorax- und Zwerchfellbewegung bei der Atmung. Diese Ausspannung, die der eines angespannten

Gummibandes gleicht, und ebenso den Atmungszug sucht die Kollapsbehandlung aufzuheben durch passagere oder Dauermethoden. Der Pneumothorax, auch der operative extrapleurale, die Saugdrainage und die Phrenicusquetschung sind passagere Verfahren, nach deren Beendigung die Lunge ihre Leistung wieder übernehmen soll, während die Phrenicusexairese, die Paraffinplombierung und die Thorakoplastik den Thoraxraum und damit auch die Lungenfunktion für die Dauer einengen. Der intrapleurale Oleothorax und die Ölplombierung stehen zwischen beiden Verfahren, indem die Raumeinengung zwar nicht ganz aufgehoben, aber durch Absaugen von Öl doch stark herabgesetzt werden kann.

Die Indikation für die Kollapsbehandlung gibt zwar grundsätzlich nur die Kaverne. Da bei fast jeder offenen Lungentuberkulose ein Substanzdefekt angenommen werden muß, der allermeist, z. B. durch Schichtaufnahmen, nachgewiesen werden kann, so ist man berechtigt, die Indikation der Kollapsbehandlung auszudehnen auf jede offene Lungentuberkulose. Darüber hinaus ist es aber auch richtig, bei geschlossener Lungentuberkulose die Kollapsbehandlung anzuwenden bei infiltrativen Tuberkulosen, z. B. den akuten Infiltraten Jugendlicher, bei denen man die rasche Einschmelzung, die Kavernisierung des Infiltrats, mit Wahrscheinlichkeit erwarten muß. Sowohl bei diesen letzten Formen wie auch bei offenen Lungentuberkulosen, bei denen auch mit Schichtaufnahmen keine oder nur kleine Kavernen nachweisbar sind, könnte man unter normalen Verhältnissen mit gutem Gewissen unter sofortiger Einleitung eines Heilverfahrens abwarten. Die sofortige Einleitung eines Heilverfahrens ist unabweislich, um keine Zeit nutzlos zu vertun und vor allem den richtigen Moment für den eventuell notwendigen Eingriff nicht zu verpassen. Die sofortige Einweisung in eine geeignete Heilanstalt stößt aber unter den heutigen Verhältnissen auf die größten Schwierigkeiten; auch erreicht die Anstaltsbehandlung wegen der Ernährungslage bei weitem nicht die Friedensleistung und wird sie voraussichtlich leider erst in Jahren erreichen können. Dazu kommt, daß heute die Tuberkulose oft ein geradezu stürmisches Tempo einschlägt und darum raschestes Handeln geboten ist. So ist heute der rasche Entschluß zur Kollapsbehandlung in allen dafür in Frage kommenden Fällen die Methode der Wahl.

Handelt es sich bei akuten Tuberkulosen um fieberhafte Erkrankungen oder ersichtlich um einen besonders stürmischen Verlauf, so ist die sofortige Anlegung des Pneumothorax wegen der Gefahr eines alsbaldigen Übergreifens der Entzündung auf die pulmonale Pleura mit Bildung eines akuten Exsudates bedenklich; ich ziehe in solchen Fällen die mild wirkende und nicht mit der Exsudatdrohung belastete passagere Zwerchfellähmung durch Quetschung des Nervus phrenicus vor, um nach Entfieberung des Kranken gegebenen Falles den Pneumothorax folgen zu lassen. Dieser kleine Eingriff kann in jedem Krankenhaus durch den Chirurgen oder einen beigezogenen darin erfahrenen Tuberkulosefacharzt ausgeführt werden und erfordert in der Regel nur 8 Tage Krankenhausaufenthalt.

Ich habe früher die Ansicht vertreten, daß die Pneumothoraxanlegung wegen der zwar seltenen, aber immerhin möglichen Komplikationen eine klinische Methode sei. Das läßt sich heute wegen der Überfüllung aller Anstalten und der sich daraus ergebenden ganz unerträglichen Wartezeiten nicht durchführen; die ambulante Anlegung des Pneumothorax, besser in der Wohnung des Kranken, allenfalls auch in der Sprechstunde des Facharztes muß deshalb heute als Behandlung lege artis anerkannt werden.

Die Strangdurchtrennung (Thorakokaustik) bei unvollständigem Pneumothorax und der intrapleurale Oleothorax, ebenso das Pneumoperitoneum, das bei Darmtuberkulose durch Einblasen von Luft in den Peritonealraum den Darm ruhigstellen will, sind sekundäre Eingriffe, die immer Anstaltsbehandlung erfordern und der Heilanstalt zu überlassen sind. Die Saugdrainage schließlich bedarf eines komplizierten Apparates und ist deshalb auch nur klinisch anzuwenden.

Was die große Chirurgie anlangt, so sind die großen Eingriffe natürlich Sache des Fachchirurgen oder der großen Spezialanstalt. Der extrapleurale Pneumothorax und die Paraffin- und die Ölplombe sind kleinere Eingriffe als die Thorakoplastik, welche letztere auch oft mehrzeitig ausgeführt werden muß, und sie bringen auch keine körperliche Entstellung mit sich; dafür sind sie bezüglich etwaiger Komplrkationen mit einem größeren Risiko belastet als die Plastiken. Da diese großen Eingriffe immerhin nicht ganz ohne Gefahr für Leib und Leben sind, muß die Entscheidung über die Operation durchaus dem Kranken überlassen werden. Und da es sich, heute zumal, überwiegend um relative Operationsindikationen handelt, soll man dem Kranken auch nicht eindringlich zureden. Ihm reinen Wein einzuschenken, ist immer noch die ehrliche Methode, die sich auf die Dauer am besten bewährt.

Anhang zum therapeutischen Teil.

A. Bemerkungen zur Technik der Therapie.

a) Die Sonnenbestrahlung ist undosiert nur schädlich, richtig angewendet aber bei fast allen extrapulmonalen Tuberkulosen von entscheidender Wirkung, in einem gewissen Grade auch bei der geschlossenen Lungentuberkulose ohne Gewebszerfall. Berndhard in St. Moritz und Rollier in Leysin sind die Entdecker dieses segensreichen

Verfahrens, und sie haben es auch technisch ausgebildet. Das Schema für das systematische Vorgehen sei hier wiedergegeben.

Systematische Sonnenbestrahlung.

1. Tag	3mal	5 Min.	Füße					
2. ,,	3 ,,	5 ,,	Unterschenkel	Vorderseite				
3. ,,	3 ,,	5 ,,	,,	,,	und	3mal	5 Min.	Rückseite
4. ,,	3 ,,	5 ,,	bis zur Hüfte	,,	,,	3 ,,	5 ,,	,,
5. ,,	3 ,,	10 ,,	,, ,, ,,	,,	,,	3 ,,	5 ,,	,,
6. ,,	3 ,,	10 ,,	,, ,, ,,	,,	,,	3 ,,	10 ,,	,,
7. ,,	3	5 ,,	,, ,, Brust	,,	,,	3 ,,	5 ,,	,,
8. ,,	3 ,,	10 ,,	,, ,, ,,	,,	,,	3 ,,	5 ,,	,,
9. ,,	3 ,,	10 ,,	,, ,, ,,	,,	,,	3 ,,	10 ,,	,,
10. ,,	3 ,,	5 ,,	,, zum Hals	,,	,,	3 ,,	5 ,,	,,
11. ,,	3 ,,	10 ,,	,, ,, ,,	,,	,,	3 ,,	5 ,,	,,
12. ,,	3 ,,	10 ,,	,, ,, ,,	,,	,,	3 ,,	10 ,,	,,
13. ,,	3 ,,	15 ,,	,, ,, ,,	,,	,,	3 ,,	15 ,,	,,
14. ,,	3 ,,	20 ,,	,, ,, ,,	,,	,,	3 ,,	20 ,,	,,
15. ,,	3 ,,	25 ,,	,, ,, ,,	,,	,,	3 ,,	25 ,,	,,
16. ,,	3 ,,	30 ,,	,, ,, ,,	,,	,,	3 ,,	30 ,,	,,
17. ,,	3 ,,	40 ,,	,, ,, ,,	,,	,,	3 ,,	40 ,,	,,
18. ,,	3 ,,	45 ,,	,, ,, ,,	,,	,,	3 ,,	45 ,,	,,

Der Kopf bleibt immer beschattet, auch ist Kühlung mit feuchten Kompressen bei sehr intensiver Sonnenwirkung notwendig; Schutz der Augen gegen Blendung durch eine dunkle Brille ist bei empfindlichen Kranken zu empfehlen. Nach $^3/_4$stündiger Bestrahlung kommt der Patient regelmäßig in den Schatten; über 3mal 45 Min. je Vorder- und Rückseite soll man nicht hinausgehen. Die für die Besonnung nicht verbrauchte Zeit bis zu 6—8 Stunden wird zur Liegekur im Schatten verwendet.

b) Tuberkulintherapie, die keinen Schaden anrichtet und in einer kleinen Zahl ausgesuchter Fälle vielleicht bescheidenen Nutzen stiftet, ist nicht leicht zu handhaben. G. SCHRÖDERs anaphylaktisierende Methodik der kleinen Reizdosen wird kaum noch angewendet und kann deshalb hier übergangen werden. Das heute noch geübte Verfahren erstrebt die positive Anergie durch systematische Dosensteigerung. Ehemals war es schematisiert durch Dosierung in käuflichen Ampullen, aber diese Dosierung schaltete nicht nur die gerade hier unentbehrliche Individualisierung aus, sondern sie war geradezu fehlerhaft. Der Tuberkulintherapeut muß sich seine Dosis aus Verdünnungen frei wählen können, die aus dem Originaltuberkulin, am besten von ihm selbst, hergestellt werden. Es gibt, oder es gab vielmehr zahllose Tuberkulinpräparate, was bewies, daß keines von ihnen befriedigte. Gegenüber den ursprünglichen Präparaten ROBERT KOCHs, dem Alttuberkulin (reines Toxinpräparat) und dem Neutuberkulin (zertrümmerte Leiber abgetöteter Tuberkelbacillen, deshalb Schütteln vor jedem

Gebrauch!) bieten sie alle keine wesentlichen Vorteile. Die Verdünnungen werden mit physiologischer NaCl-Lösung mit $^1/_2$% Zusatz von Acid. Carb. mit Spritze oder Pipette hergestellt; das Originaltuberkulin ist, im Dunkeln und kühl aufbewahrt, praktisch unbegrenzt haltbar, die Verdünnungen aber nur 1—2 Wochen. Man braucht 6 Verdünnungen 1:10 bis 1:1000000, um je nach dem tuberkulösen Prozeß mit 0,0001 bis höchstens 0,01 mg in 0,1 ccm der Lösung beginnen zu können. Die Injektion erfolgt am besten tief subcutan unterhalb der Clavicula, nicht am Arm, wo es leicht schmerzhafte Schwellungen verbunden mit irreführendem Temperaturanstieg gibt. Tritt eine Reaktion ein (Temperaturkontrolle!), so macht man eine Pause von 8—10 Tagen, beginnt erneut mit etwa $^1/_4$—$^1/_2$ der letzten Dosis und steigert langsamer (größere Abstände oder abgeschwächte Dosierung). Treten öfter fieberhafte Reaktionen auf, so wird die Behandlung abgebrochen und eventuell nach größerer Pause vorsichtig wieder aufgenommen. Die reguläre Kur geht bis zu 0,1 g des Originaltuberkulins.

c) **Der Brustwickel** wird beim Lungenkranken im allgemeinen nicht angewendet, um ihn zum Schwitzen zu bringen, sondern um Schmerzen zu lindern und Auswurf zu fördern. Der Billrothbattist, der Wärme- und Dampfstauung bewirken soll, ist daher bei Lungenkranken fortzulassen. Zur Linderung der Schmerzen wird der Brustwickel so warm wie erträglich angelegt und das nasse Handtuch wird gut ausgewrungen. Zur Erleichterung des Abhustens und zur Herabsetzung febriler Temperaturen wird der Brustwickel kühl und ziemlich naß angelegt. Gründlicher als der simple Brustwickel wirkt der Kreuzwickel; man heftet an die Mitte des Handtuches ein zweites so an, daß dessen beide Enden schräg über die Schultern laufen, und ebenso macht man es mit einem zweiten Wollschal; nach der Abnahme des Brustwickels läßt man die Haut kräftig frottieren.

d) **Intravenöse Injektion von 10%igem Calcium** macht üble Nekrosen, wenn die Lösung ins Gewebe gelangt. Da ich mehrere sehr böse Narben nach solchem Mißgeschick gesehen habe, und es immer mal vorkommt, daß die Kanülenspritze die Venenwand durchbohrt, gebe ich nachstehend das Rezept, wie die Nekrose leicht zu vermeiden ist. Sobald der Kranke bei der Injektion heftigen Schmerz äußert, wird die nun nicht mehr intravenöse Injektion abgebrochen. In die Umgebung der Gefäßverletzung injiziert man sofort 20 ccm physiologische Kochsalzlösung oder besser noch $^1/_2$—1 %iges Novocain, das man zu dem Zweck bei sich hat. Der Schmerz hört sofort auf und eine Nekrose kommt infolge der Verdünnung der Calciumlösung nicht zustande.

e) **Pleurapunktionen** sollen bekanntlich nicht mehr als 1000 ccm Exsudat auf einmal entnehmen, damit der Kranke nicht in die Gefahr eines Lungenödems kommt. Wenn man aber die Flüssigkeit durch

Luft ersetzt, kann man beliebige Mengen entnehmen; ich habe einmal einem Kranken in äußerster Lebensgefahr $4^1/_2$ Liter Eiter in einer Sitzung aus der Brusthöhle entnommen. Man macht das entweder in Form der sog. offenen Punktion, indem man die Spritze ab und an von der Kanüle nimmt und den Kranken durch tiefe Atmung Luft ansaugen läßt, oder korrekter, indem man jeder zweiten Entnahme von Exsudat die Injektion einer Spritze Luft folgen läßt. Die Rotundaspritze ist für diese Manipulation sehr angenehm.

f) **Atemübungen** werden bei Pleuraverschwartungen zunächst wie üblich leicht bekleidet am offenen Fenster ausgeführt: Hüften fest, maximal einatmen, kurze Pause, maximal ausatmen, kurze Pause; 5mal morgens und abends, wöchentlich steigend bis 15mal. Dann folgt die stärkere Beanspruchung der Verwachsungseite: Hand der Gegenseite flach gegen den Brustkorb stemmen, Oberkörper stark nach der Gegenseite neigen, den anderen Arm hochschlagen über den Kopf, maximal einatmen usw., steigend von 5—15mal.

g) **Als Dauerkanüle,** deren Anwendung beim Spontanpneumothorax sofort notwendig werden kann, bedient man sich einer Kanüle mit abgefeilter Spitze; man stößt zunächst eine scharfe Kanüle durch den Intercostalraum, und zwar medial der vorderen Axillarlinie und zieht sie dann wieder heraus. Dann wird die stumpfe Kanüle durch die Mitte einer Gummiplatte (Autoreifen!) von $^1/_2$ cm Dicke und etwa 4×4 cm Größe so weit hindurchgestoßen, daß sie die innere Brustwandseite nicht viel überragen wird. Die Gummiplatte wird an ihrer Unterseite dünn mit Zinkpaste bestrichen; nun wird die stumpfe Kanüle, die Gummiplatte tragend, durch den gesetzten Stichkanal geschoben und die Gummiplatte mit Heftpflasterstreifen fest gegen die Brustwand gepreßt; über den Spritzenansatz der Kanüle wird ein Fingerling gebunden, an dessen Ende ein kleiner Schlitz so als Ventil wirkt, daß Luft aus dem Spontanpneumothorax austreten, aber nicht in ihn eintreten kann. Gegen Bestoßen, insbesondere tiefer stoßen, wird die Dauerkanüle, die ja in der Gummischeibe nicht leicht rutscht, durch ein mit Heftpflaster befestigtes Körbchen (Narkosemaske) gesichert.

h) **Zur Kehlkopfbehandlung.** Beim Inhalieren mit dem Dampftopf soll das Wasser kochend heiß sein, damit Dampf zusammen mit dem auf das Wasser gegebenem Öl (je 30 Tropfen) inhaliert wird. Der Kranke inhaliert durch einen Papiertrichter, wobei er sich die Nase zuklemmt. Vorsicht bei Terpentinöl, dessen Dämpfe Feuer fangen können.

Die Staubinde für die Kehlkopfbehandlung wird gemäß Abb. 4 (s. S. 80) angelegt. Sie besteht aus einem genau abgemessenen Gummiband mit Knopf und Öse; die Stauung muß an den gestauten Halsvenen zu sehen und vom Kranken an der Wärme und an der leichten Anschwellung im Gesicht zu merken sein. Die Staubinde wird zunächst 2mal täglich für $^1/_4$ Stunde angelegt; diese Frist wird allmählich verlängert, so daß der Kranke sich schließlich daran gewöhnt, sie auch bei Nacht zu ertragen.

Wenn der Arzt einige Übung im Kehlkopfspiegeln hat, so wird es ihm keine Schwierigkeiten machen, mit Kehlkopfspritze und Pulverbläser umzugehen. Von lindernden Medikamenten kommt vor allem Mentholöl 5—10%ig, das durch Verdunstung des Menthols angenehm kühlt, Entzündung hemmt und Hustenreiz mildert, die schleimauflösende Borsäure und das schmerzstillende Anästhesin in Frage, letzteres auch mit Borsäure āā kombiniert. Ich sah gelegentlich eine Schwester Mentholölspritzen ohne Kehlkopfspiegel verabreichen; das ist eine Behandlung am untauglichen Objekt, denn der Magen braucht kein Menthol und die Calorien kann man ihm bequemer anbieten. Die Kehlkopfspritze muß gegen die Stimmbänder gerichtet werden; der Kranke muß zur Behandlung hoch phonieren und, um den momentanen Hustenreiz zu überwinden, im Augenblick der Instillation mit einem Ruck kurz einatmen. Anästhesin zur Schmerzstillung ($^1/_4$ Stunde vor dem Essen) kann man allenfalls ohne Kehlkopfspiegel applizieren. Noch gründlicher als die Instillation von Mentholöl wirkt die Einreibung mit dem Wattepinsel, weil sie zugleich Reinigung der Schleimhaut, zumal etwaiger Geschwüre, bedeutet.

Zur Sonnenbestrahlung des Kehlkopfs ist ein schräg vor dem liegenden Kranken aufzustellendes Brett oder ein Stück starke Pappe zu benutzen, aus dem man eine Öffnung 8 × 8 cm ausschneidet, durch die die Sonne auf die Mundpartie des Kranken scheinen soll. Neben dieser Öffnung wird ein Toilettespiegel auch etwa 8 × 8 cm so befestigt, daß der Kranke sein Gesicht sehen kann. Wenn er sich nun einen Kehlkopfspiegel einführt, so lernt er bei einiger Geschicklichkeit bald, seinen eigenen Kehlkopf und insbesondere die Bewegung der Stimmbänder zu sehen. Ich habe Patienten gehabt, die mehrmals täglich bis zu je $^1/_2$ Stunde die Sonne in ihren Kehlkopf scheinen ließen.

Für die Galvanisation des Kehlkopfs wird ein galvanischer Apparat benötigt, der 15 mA liefert. Eine Bleielektrode 100 × 35 × 0,2 mm kommt in den Nacken, eine zweite, 75 × 35 × 0,2 mm an den Kehlkopf des Kranken; der elektrische Strom kann Hautverbrennungen machen, wenn die Elektroden nicht tadellos anliegen. Die Galvanisation steigt von 20 Min. bei 5 mA allmählich auf 1 Stunde bei 8—12 mA.

B. Rezepte für die Allgemeinbehandlung und die symptomatische Behandlung bei Tuberkulose *.

a) Roborierende medikamentöse Allgemeinbehandlung.

1. Kalkpräparate.
Liquor Calcii chlorati 10%ig, Ampullen zu 10 und 20 ccm, i.v. (Vorsicht: Nekrosen!).
Calcium Sandoz: Pulver, 1 Teelöffel 2mal täglich;
Tabletten 3,0, 2mal täglich 2 Stück.
Ampullen 10%ig 3mal wöchentlich i.m. (schmerzhaft).
Calcium gluconic. puriss. Merck, Ampullen 10%ig, 3mal wöchentlich i.v. oder tief i.m. (schmerzhaft).
Kalzan, Ampullen 10%ig, 10 ccm 3mal wöchentlich i.m.
Afenil, Ampullen 10 und 20 ccm, 3mal wöchentlich i.v.
Plasmon (Casein-Calcium), teelöffelweise als Zusatz zu Milch oder Tee.

2. Kieselsäure.
Tee aus Herba equiseti 75, Herba galeopsidis 100, Herba polygoni 50, 2 Eßlöffel auf 1 Liter kochendes Wasser 6 Stunden ziehen lassen, 2mal täglich 1 Tasse.
Silicol, kolloidales Kieselsäure-Eiweißpräparat, Tabletten 0,6, 3mal täglich 1—2 Tabletten.
Silogran 3mal täglich 1 Eßlöffel.
Silistren.

3. Arsen.
Liqu. Kal. arsenicosi (FOWLERsche Lösung), 3mal täglich 2—10 und rückläufig bis 2 Tropfen.
Pil. asiaticae, 2mal täglich 1—5—1 Pille. Arsenferratose 3mal täglich 1 Eßlöffel.
Dürkheimer Maxquelle 3mal täglich 1—200 ccm.
Kudowaer Eugenquelle desgl.

4. Eisen.
Ferrostabil, 3—6mal täglich 2 Dragees.
Promonta (mit Vitamin C), 3mal täglich 1 Teelöffel.
Lecin (Eiseneiweißphosphat), 3mal täglich 1—2 Tabletten.

5. Nährpräparate.
Novotropon, 3—6mal täglich 1 Teelöffel.
Sanatogen, 3mal täglich 1 Teelöffel.
Brunnengräbers oder Liebes Malzextrakt, 3mal täglich 1 Teelöffel.
Dextropur, 3mal täglich 1 Eßlöffel, auch 20%ig i.v.

b) Unspezifische Reizbehandlung.

1. Aolan
(sterile Kuhmilch), 2mal wöchentlich 1 Ampulle zu 5—10 ccm i.m.

2. Lipatren
(Yatren + tierische Lipoide), 2mal wöchentlich 0,5—2,0 ccm (Ampullen) i.m.

3. Helpin
(Lecithin-Glycerin-Emulsion), ebenso 0,1—1,0 ccm i.m.

4. Blutserum,
ebenso 0,1—0,5 ccm (Ampullen).

* i.v. = intravenös, i.m. = intramuskulär, s.c. = subcutan.

5. Homoseran
5—10 ccm i.m.

6. Goldpräparate:
Solganal, i.v. in steigenden Dosen (Gebrauchsanweisung).
Solganal B., desgl. i.m.
Solganal B. oleosum, ebenso i.m.
Solganal Dragees sind nicht zu empfehlen.
Neosolganal (mit Calcium), in steigenden Dosen laut Gebrauchsanweisung. 0,01—0,5 g i.m.

c) **Spezifische Reizbehandlung,** siehe S. 65 u. 86.

d) **Symptomatische Behandlung.**

1. Fieber.
0,3—0,5 Pyramidon, aufgelöst pro die per os.
Gardan 0,5—1,0 desgl.
Lactophenin 0,5—1,0 desgl.
Melubrin 1,0—2,0 desgl.
Kombinationen: Pyramidon 0,3 + Lactophenin 0,5 desgl.
Gardan 0,5 + Pyramidon 0,3 desgl.
Diplosal 0,5 + Lactophenin 0,5 ebenso.
Novalgin 0,25—1,0 Einzeldosis 3mal täglich i.v.

2. Nachtschweiße.
Salvysat 3mal täglich 20—30 Tropfen.
Acid. camphoric. 1,0—2,0 abends in Oblaten.
Acid. agaricin. (aus Lärchenschwamm), nachmittags 0,005—0,05 in Pulvern oder Pillen; Wirkung in 5 Stunden.
Acid. agaricin. 0,3, Mass. pil. q. s. ut f. pil. XXX., nachmittags 1—2 Pillen.
Bellergal, 3mal täglich 1 Tablette.
Atropin. sulfur. 0,001! 0,003!, in Pulvern oder Pillen (unangenehme Nebenwirkungen).
Veronal 0,3—0,5 abends.

3. Allgemeine Schwäche.
Ol. camphorat. forte 5,0 s.c. (Depot) alle 3 Tage.
Cardiazol 3mal täglich 1 Tablette 0,1 oder gelöst in Wasser Ampullen 1, 2 und 5 ccm s.c., i.m. oder i.v.
Cadechol 3mal täglich 1 Tablette 0,1.
Sympatol 3mal täglich 1 Tablette oder 1—2 ccm (Ampullen) s.c., i.m. oder i.v.
Liniment. saponato-camphorat. (Opodeldok) Einreibung.
Hexeton, 1—2 ccm s.c.

4. Appetitlosigkeit.

Acid. muriat. dil.	1,0	zur Mahlzeit 1 Teelöffel
Pepsin	2,0	
Sir. Rub. Id.	30,0	
Aq. dest.	ad 100,0	
Acid. muriat. dil.	5,0	1/2 Stunde vor dem Essen 10 Tropfen in Wasser.
TR; amar.	15,0	

Acidolpepsin, zu den Hauptmahlzeiten 1—2 Tabletten.
Orexin, 2 Stunden vor dem Essen 1 Tablette.

Tct. amar. 10,0, vor dem Essen 20 Tropfen.
Tct. nuc. vom. 10,0, in Wasser.
Vials tonischer Wein, 1 Likörglas zum Essen.

5. Obstipation.
Agarol (Paraffinöl, Agar-Agar, Phenolphthalein (!) (je Teelöffel 0,045). Tee- bis Eßlöffelweise.
Normacol (Pflanzenschleim mit Cortex Frangulae), 1—2mal täglich 1—2 Teelöffel.
Leinsamen, 1—2 Teelöffel mit Wasser zu nehmen.
Regulin (Agar-Agar mit Extr. Casc. sagr.), 2—3mal täglich 1 Teelöffel.
Pulv. Magnes. c. Rheo, teelöffelweise.
Istizin, täglich 1—3 Tabletten (Urin wird rot!).
Daluwal, täglich 1—3 Tabletten.
bei spastischer Obstipation:
Atropin, 3mal täglich $^1/_2$ Comprette $^1/_2$ mg).
Bellafolin, 3mal 1 Tablette.
Papaverin, 1—2mal 1 Tablette (0,04).
Eupaverin, 1—3mal 1—2 Tabletten (0,03).
Dolantin, 1—3mal 1—2 Tabletten (25 mg), s.c. 1 ccm. (Ampullen) = 50 mg, Suppos. 100 mg.

6. Husten.
Dicodid, bis 3mal $^1/_2$ Tablette 0,01.
Acedicon, bis 3mal 1 Tablette 0,005.
Dionin, 0,01—0,03 in Tabletten.
Dilaudid, 3mal 1 Tablette 0,002, Suppos. 0,0025, s.c. 0,002 (Ampullen).
Pantopon, bis 3mal 1 Tablette 0,01, Suppos. und s.c. desgl.
Codein. phosph., bis 3mal 0,01—0,03 in Tabletten.

7. Kurzatmigkeit.
Herzmittel aus der Gruppe 4c) allgemeine Schwäche.
Analeptica: Ephedrin. hydrochlor. Tabletten 0,01—0,02, Inhalation mit 5%iger Lösung.
Coramin, 2mal 20 Tropfen, auch s.c., i.m. oder i.v.
Lobelin. hydrochlor. 0,01—0,02 s.c.
Expectorantien bei sog. Verschleimung (s. Gr. 4 g); Sauerstoffbombe.
Sedativa: Allional, 1—3mal täglich 1 Tablette oder 1 Supp.
andere Schlafmittel.

8. Schlaflosigkeit.
Einschlaf- und Wiedereinschlafmittel Evipan, 1—2 Tabletten.
bei Erregtheit TR. valeriana 20 Tropfen bis 1 Teelöffel.
Bei motorischer Unruhe Luminaltabletten 0,1—0,3.
Bei Schmerzen Allional 3mal täglich $^1/_2$—1 Tablette oder Quadronox, abends 1 Tablette.
Bei Husten Codeonal (Codein + Veronal) abends 1—2 Tabletten.
Bei Spasmen oder Bauchschmerzen Rectidon, abends 1 Suppos.
Phanodorm, abends $^1/_2$—2 Tabletten 0,2.
Noctal, abends 1—2 Tabletten 0,15.
Medinal = Veronalnatrium, abends 1 Tablette.

9. Zur Kehlkopfbehandlung.
Acid. boricum diligentissime pulveris. zur Einblasung.
Ol. Mentholi
Ol. Eucalypti
Ol. Pini pumilionis
Ol. terebinth rectific.
} pur 20 Tropfen zur Inhalation oder 5- und 10%ig zur Instillation.

Acid. lactic. 50%ig und pur. } zur Ätzung.
Acid trichloracet. 25%ig und pur. }

10. Zur Darmbehandlung.
Acid. tannic. = Tannin, 3mal täglich 0,1—0,5.
Tannigen } 2stündlich 2 Tabletten.
Tannalbin }
Tannismut = Bismut. bitannic., 3mal täglich 0,5—1,0.
Dermatol = Bismut. subgallic., 3mal täglich 0,5 als Pulver.
Allisatin, 3mal täglich 2 Tabletten (Knoblauchgeruch!).
Carbo medicin., 3mal täglich tee- bis eßlöffelweise, besser als Granulat oder Kompretten.
Trikalcol (Kalkeiweißphosphat), 3mal täglich 2 Tabletten.
Liqu. Calcii chlorati, täglich 10 ccm der 10%igen Lösung i.v.
Pantopon, 2mal täglich 1 Tablette 0,01.
Tct. opii spl., 2mal täglich bis 20 Tropfen.

III. Die extrapulmonalen Tuberkulosen.

Einleitung.

In der Mortalitätsstatistik der Tuberkulose spielen neben der Lungentuberkulose die Tuberkulosen anderer Organsysteme mit etwa 10% eine verhältnismäßig bescheidene Rolle. Das Bild ändert sich indessen schon bei Betrachtung der Morbidität, da die nicht unerhebliche Zahl der allgemeinen Tuberkulosen neben der schließlich als Todesursache gemeldeten Lungentuberkulose auch eine Anzahl extrapulmonaler Tuberkulosen umfaßt, die Morbiditätsstatistik also mehr als 10% extrapulmonaler Tuberkulosen aufdeckt. Die Bedeutung der extrapulmonalen Tuberkulose wird aber erst vollkommen erkennbar bei der Betrachtung ihrer sozialen Auswirkung, indem ihr Ablauf, insbesondere die Stadien eigentlicher Krankheit und Invalidität und ebenso das der Behandlung einen noch breiteren Raum einnehmen, als gemeinhin diese Krankheitsphasen bei der Lungentuberkulose. Grund genug also, auch diesen Tuberkuloseformen die größte Aufmerksamkeit der Ärzte zu sichern.

Bei den extrapulmonalen Tuberkulosen, nicht anders wie bei der Lungentuberkulose, steht und fällt die Chance der Behandlung mit der Frühdiagnose. Leider besitzen wir für die systematische Suche nach der unbekannten extrapulmonalen Tuberkulose keine Methode, wie wir sie für die unbekannte Lungentuberkulose im Röntgenschirmbildverfahren entwickelt haben und vielfach anwenden, und es ist, vorläufig wenigstens, nicht abzusehen, wie bei der Streuung in die verschiedenen Organsysteme und der Mannigfaltigkeit der Herdentwicklung eine solche Methode aussehen könnte. Es gibt, wie bei der Lungentuberkulose, nur eine Ausnahme, und das ist wiederum die tuberkulöse Infektion beim Kleinstkind, bei dem die positive Tuberkulinprobe Tuberkulosekrankheit bedeutet. Ist bei einem solchen Kind das Lungenröntgenbild völlig negativ, so kann der Primäraffekt an anderer Stelle vermutet werden. Hier ist zuerst an intestinale Ansteckung zu denken, die etwa in der Hälfte solcher Fälle durch Schmierinfektion oder Fütterungsinfektion mit humanen Tuberkelbacillen zustande kommt, und deshalb ist in diesen Fällen immer sogleich nach der familiären oder doch domiziliären Ansteckungsquelle zu fahnden; die andere Hälfte dieser Infekte beruht auf boviner Infektion und dieser Anteil ist durch Befragen der Mutter nach der Verabreichung von roher Kuhmilch an das Kind oft leicht aufzuklären. Dieser Primäraffekt ist leider viel schwieriger festzustellen, als der pulmonale Affekt. Wir kommen auf die Mesenterialdrüsentuberkulose im Kapitel Lymphknoten zurück.

Der Arzt ist für die Diagnose der extrapulmonalen Tuberkulose allein auf das klinische Gesamtbild und etwaige Herdsymptome angewiesen. Seine Tätigkeit kann erst einsetzen, wenn verdächtige Krankheitserscheinungen auftreten und die Diagnose, mühsamst aufgebaut, ist dann allzu oft keine Frühdiagnose mehr. Zudem macht die Mannigfaltigkeit der Krankheitsbilder es für den Arzt sehr schwer, für jedes dieser Bilder eigene Erfahrungen zu erwerben. Nur eines kann und muß er tun; bei jedem nicht ganz klaren Krankheitsfall, der durch eine Tuberkulose hervorgerufen sein könnte, immer an die Tuberkulose denken und ihr mit allen Mitteln der Diagnostik nachspüren. Im allgemeinen herrscht die Ansicht vor, daß alle diese Tuberkulosen schleichend einsetzen und sich nicht selten unbemerkt und recht oft unerkannt zum vollen Krankheitsbild entwickeln. Das ist in so allgemeiner Geltung schon nicht richtig. Zwar durchläuft wohl jede Tuberkulose eine Art Prodromalstadium, das außer Unlustgefühlen und Schlappheit noch gar keine Krankheitserscheinungen macht, und in dem sie füglich nicht entdeckt und noch weniger erkannt werden kann. Meist werden in der Tat die klinischen Erscheinungen ganz allmählich deutlich und sehr langsam wegweisend, aber manche dieser Tuberkulosen beginnt mindestens scheinbar ganz akut, z. B. beim Durchbruch eines Herdes in ein Gelenk, und das führt den Arzt natürlich sehr leicht irre.

Die extrapulmonalen Tuberkulosen sind zum Teil Erscheinungen einer allgemeinen Tuberkulose, die, wie im Kapitel 2 ausgeführt, mehrere Organsysteme befällt. Aber wenn ihnen auch die fast ausschließlich hämatogene Entstehung gemeinsam ist, so handelt es sich doch bei vielen von ihnen um eine einmalige, und zwar eine diskrete Blutwegstreuung, die nur ein Organsystem, ja oft nur einen Bezirk eines Systems, z. B. ein Gelenk befällt. Diese Tuberkulosen sind strenggenommen isolierte Tuberkulosen, wie die meisten der Lungentuberkulosen, doch muß man bei ihnen auf erneute Blutwegstreuung immer gefaßt sein. Die extrapulmonalen Tuberkulosen bevorzugen nicht selten gewisse Organsysteme und verschonen andere. Das fällt besonders bei den paarigen Organen auf; so tritt z. B. die Nebennierentuberkulose in 60—80% solcher Erkrankungen doppelseitig auf, dabei oft beschränkt auf diese Organe allein; auch die Augentuberkulose und die Urogenitaltuberkulose treten häufig doppelseitig auf, während alle anderen Organe frei sind von Tuberkulose. Knochentuberkulose befällt zwar nur sehr selten symmetrische Gelenke, dafür aber gern mehrere verschiedene Gelenke und Knochen. Der merkwürdigen, von Fall zu Fall wechselnden Bevorzugung gewisser Organe und, fügen wir hinzu, gewisser Gewebe liegt eine Organdisposition zugrunde, die nach DIEHLs experimentellen Untersuchungen erbgebunden ist. Ihr steht eine gewisse Immunität anderer Organe und Gewebe gegenüber, z. B. mancher Drüsen mit innerer Sekretion, der glatten und der gestreiften Muskulatur, über deren Wesen wir keinerlei Kenntnis besitzen.

Von den extrapulmonalen Tuberkulosen sollen hier nur die wichtigsten Gruppen in der Reihenfolge ihrer Häufigkeit behandelt werden. Die Kehlkopf- und die Darmtuberkulose sind Dependancen der Lungentuberkulose und deshalb dort (Kapitel 8, S. 34 ff.) angefügt, während die Tuberkulose des Zentralnervensystems, überragend Teilerscheinung einer Miliartuberkulose, bei den allgemeinen Tuberkulosen (Kapitel 1, S. 10 ff.) besprochen wurde.

17. Die Tuberkulose der Lymphknoten.

Die Lymphknotengruppen der einzelnen Körperabschnitte werden in sehr verschiedenem Maße von der Tuberkulose befallen; sie erkranken einmal vom Primäraffekt ihres Bereichs aus, zweitens von einem benachbarten Krankheitsherd her, und drittens werden sie recht häufig direkt oder auch indirekt bei Blutwegstreuung beteiligt. Am häufigsten erkranken natürlich, weil am meisten exponiert, die Bronchialdrüsen; die Diagnostik dieser Erkrankung wurde im Kapitel 2, S. 15 ff. schon gründlich besprochen. Ist bei einem Kind die Tuberkulinprobe positiv und das Röntgenbild der Lunge negativ, so kann der Arzt sich mit dieser Feststellung begnügen, wenn das Kind über 3 Jahre alt ist und Krankheitszeichen völlig fehlen; doch sollte er den Befund nach einigen Monaten kontrollieren. Das Kind unter 3 Jahren ist indessen bei positiver Tuberkulinprobe als tuberkulosekrank anzusehen, und es muß deshalb weiter nach dem Krankheitsherd gefahndet werden; ebenso bei dem älteren Kind, wenn es verdächtige Krankheitszeichen bietet. Es ist zunächst an intestinale Infektion zu denken. Die Mesenterialdrüsentuberkulose ist ein sehr unklares Krankheitsbild. Man muß schon die

Geschicklichkeit eines BESSAU besitzen, um so oft wie es ihm möglich war, tuberkulöse Mesenterialdrüsen palpatorisch mit genügender Sicherheit festzustellen. Ich muß gestehen, daß mir solche Palpation nur gelingt, wenn es sich schon um recht große kompakte Drüsenpakete handelt; und wenn das Kind bei tiefem Druck schreit, so tut das auch ein gesundes Kind. Die Allgemeinerscheinungen einer Mesenterialdrüsentuberkulose geben leider ein ganz verschwommenes Bild. Leichte Temperaturen und mäßige Senkungsbeschleunigung, viel Unruhe des Kindes und Nahrungsverweigerung sieht man zwar öfter bei tuberkulinpositiven Kleinstkindern, aber was sagen sie schon über den Krankheitssitz? Örtliche Beschwerden, wie spontane Schmerzäußerung oder Verdauungsstörungen sind bei diesen Drüsentuberkulosen nicht gerade besonders häufig, kommen dafür aber aus anderer Ursache, z. B. bei banalen Darminfekten und auch bei unzweckmäßiger Ernährung gar nicht selten vor. Das Röntgenbild kann uns nur weiter helfen, wenn in den Mesenterialdrüsen bereits Verkalkung eingetreten ist; sie kommt zwar recht bald schon zustande, aber vor dem ersten Krankheitsbeginn stehen wir dann schon nicht mehr. Die Untersuchung des Abdomens wird also recht oft zu einem „non liquet" führen; es bleibt nur übrig, die Diagnose Mesenterialdrüsentuberkulose in suspenso zu lassen und nach längeren Wochen genauester Beobachtung die Untersuchung des Kindes zu wiederholen. Besser sind die lokalen Erscheinungen zu deuten, wenn es sich um größere Kinder handelt, weil sie dem Arzt bei der Untersuchung schon helfen und brauchbare Angaben machen können. Und ausgeprägt wird das Krankheitsbild, wenn der Prozeß in größerem Umfang das Peritoneum beteiligt; von der Peritonealtuberkulose werden wir in einem späteren Kapitel (s. S. 129) handeln.

Seltener hat der tuberkulöse Primäraffekt seinen Sitz im Rachenring, wo er leider auch schwer zu entdecken ist und meist erst vermutet wird, wenn schleichend entstandene indolente Halsdrüsen den Verdacht erwecken. Andere Standorte des Primäraffekts, von denen aus Lymphknoten von Tuberkulose befallen sein könnten, sind so selten, daß wir uns mit ihnen nicht zu befassen brauchen. Der Kuriosität halber sei aber erwähnt, daß Leistendrüsentuberkulose von einer Infektion am Penis ausgehen kann, wenn ein lungenkranker Rabbiner bei der rituellen Circumcision das Blut absaugte.

Bei der Lymphknotentuberkulose haben wir es also mit zwei den inneren Organen regionären Lymphknotengruppen zu tun, der mediastinalen und der mesenterialen Gruppe; alle anderen Lymphknoten im Körperinnern spielen, wenn von Tuberkulose ergriffen, klinisch praktisch keine Rolle. Von den peripheren Lymphknoten erkranken weitaus am häufigsten die Halslymphknoten; im Abstand folgen Tuberkulose der inguinalen, der axillaren, der cubitalen Lymphknoten und, schon vereinzelt, kommt Tuberkulose von Lymphknoten, deren es ja überall im Körper gibt, mal an den Rippen oder am Fuß vor.

Die Tuberkulose der inneren Lymphknotengruppen hat als isoliertes und isoliert bleibendes Krankheitsbild keine große nosologische Bedeutung und ihre Prognose ist in diesem Falle gut. Ihre weittragende und verfängliche Aufgabe als Bacillenfilter indessen, die sie keineswegs absolut zuverlässig erfüllen, wodurch sie zur Pforte werden für die mehrminder gefährliche hämatogene Streuung, zwingt uns, sie immer mit einem lachenden und einem weinenden Auge anzusehen, ihre Prognose mit Reserve zu stellen, die Behandlung vorsichtig zu leiten und alle Bestrahlungen zu vermeiden; selbst völliger Verkalkung dürfen wir nicht ganz trauen, da Exacerbationen mit Spätstreuung bis ins höhere Alter vorkommen. Und jede unklare akute oder schleichende Erkrankung muß uns bei ausgedehnter Verkalkung in diesen Lymphknotengruppen auf Tuberkulose verdächtig sein.

Die Tuberkulose der peripheren Drüsen ist im allgemeinen leidlich gutartig und die Behandlung dankbar, die sich zumeist auf Allgemeinbehandlung, eventuell mit Sonnenbestrahlung, beschränkt. Die Röntgenbestrahlung treibt den tuberkulösen Prozeß wiederum in der Richtung seiner Tendenz, der Induration oder der Erweichung, und ist in der Regel auf die erste Kategorie mit Neigung zur Induration abzustellen. Der Halsdrüsenabsceß ist zu punktieren, bevor er mit Durchbruch droht, womit man dem Kranken lästige Fisteln und häßliche Narben ersparen kann. Geschickte Chirurgen bringen es fertig, die tuberkulösen Halsdrüsen, auch wenn schon Fisteln bestehen, von der Scheide der großen Gefäße so radikal und sauber wegzuräumen, daß Heilung per primam intentionem erreicht wird und der Kranke nach 2 Wochen von seiner Tuberkulose geheilt das Krankenhaus verlassen kann. Für die Tuberkulosen anderer peripherer Lymphknoten gelten die gleichen Gesichtspunkte.

Eine bemerkenswerte Abart der hämatogenen Miliartuberkulose ist die generalisierte Lymphknotentuberkulose, die zwar immer Teilbild der allgemeinen Miliartuberkulose, aber neben der Erkrankung der inneren Organe unwesentlich ist. In früher seltenen, heute häufigeren Fällen findet man aber, und zwar hauptsächlich bei Kindern, die Lymphknotengruppen des ganzen Körpers tuberkulös erkrankt, also die Lymphknoten am Hals, in den Achselhöhlen, in den Leistenbeugen usw., und zwar quasi isoliert erkrankt, d. h. ohne klinisch nachweisbare Miliartuberkulose der inneren Organe. Ob die inneren Lymphknotengruppen, die Mediastinal- und die Mesenteriallymphknoten, an dieser Entwicklung wesentlich beteiligt sind, läßt sich klinisch nicht immer klar erkennen; im Vordergrunde des Krankheitsbildes steht aber ihre Beteiligung nicht. Die pathologische Anatomie scheint diese

Tuberkuloseform nicht zu kennen, wohl weil sie zum Tode nur über die allgemeine Miliartuberkulose führt und weil bei Gelegenheitsbefunden die anatomische Untersuchung doch wohl diskrete allgemeine Miliartuberkulose ergibt, die der Kliniker nicht finden konnte. Die klinische generalisierte Lymphknotentuberkulose ist für den Arzt immer erschreckend, weil er im Hintergrund die allgemeine Miliartuberkulose vermutet. Aber diese Befürchtung ist oft unbegründet. Diese Lymphknotentuberkulose macht wohl im Anfang mit subfebrilen Temperaturen subakute Krankheitserscheinungen; auch können einzelne Lymphknoten erweichen und vor dem Durchbruch nach außen vorübergehend höheres Fieber verursachen, aber im allgemeinen verläuft diese Tuberkulose protrahiert und kommt wieder zum Stillstand; ihr Ausgang in allgemeine Miliartuberkulose scheint selten, ihre Prognose unter normalen Verhältnissen also leidlich gut zu sein. Die Therapie ist auf den Weg der Allgemeinbehandlung angewiesen, die möglichst eine klimatische Kur sein und für gute Vitaminbelieferung des Organismus sorgen sollte.

Nach den Beobachtungen der Fürsorge und eigener Erfahrung kommen Tuberkulosen der Lymphknoten heute nicht nur ganz außerordentlich häufig vor bei Kindern, bei denen wir sie auch unter normalen Verhältnissen öfter sahen, sondern sehr oft auch in den höheren bis höchsten Altersklassen, in denen sie früher geradezu Raritäten waren, und zwar in allen Altersklassen in akuter, zuweilen fast bedrohlicher Form. Ganz besonders schlimm ist, daß die generalisierte Lymphknotentuberkulose, die ein Ausdruck großer hämatogener Streuung ist, früher fast nur bei Kindern zu beobachten, heute auch geradezu häufig auftritt, und zwar auch in allen Altersklassen und auch häufig in akuter und bedrohlicher Form und dringend sorgsame Behandlung und über dem langfristige und genaue Beobachtung erfordert.

18. Die Knochen- und Gelenktuberkulose. Allgemeiner Teil.

Unter den extrapulmonalen Tuberkulosen nimmt die der Knochen und Gelenke die bevorzugte Stellung ein, nicht nur durch die Häufigkeit ihres Vorkommens, sondern auch durch die Vielfältigkeit der Krankheitsbilder und die Langwierigkeit und besondere Form der Behandlung. Grast sie doch das ganze Skeletsystem ab; mal nur an einer einzelnen Stelle, aber gern auch mehrfach oder gar multipel auftretend. Wie andere Krankheiten hat auch sie ihre Prädilektionssitze, aber sie ist dabei keineswegs einseitig. Eine Unterscheidung der Tuberkulose der Knochen und der Gelenke ist konsequent nur bei den Knochen durchzuführen, die keine Gelenkverbindungen haben; greift aber, wie so häufig, die Knochentuberkulose auf die Gelenke über oder umgekehrt, so ist die Unterscheidung klinisch gegenstandslos geworden. Reine Knochentuberkulosen kennen wir am Schädel, an den Rippen und am Brustbein, am Schulterblatt und am Schlüsselbein, am Becken und an den kurzen und langen Röhrenknochen; doch sind die meisten solcher Erkrankungen recht selten und auch lange nicht so gefahrenträchtig wie die Gelenktuberkulosen. Eine Sonderstellung nimmt die Wirbelsäule insofern ein, als Gelenkverbindungen der Wirbel untereinander und mit Schädel, Kreuzbein und Rippen selten erkranken, aber die Zwischenwirbelscheiben fast immer in den Prozeß einbezogen werden, so daß die Wirbelsäulentuberkulose auch keine reine Knochentuberkulose darstellt. Die Knochen- und Gelenktuberkulose spielen in der Mortalitäts- und Morbiditätsstatistik mit 4—6% aller Tuberkulosen keine große Rolle, klinisch aber und sozialwirtschaftlich ist durch die Langwierigkeit des Verlaufs, die häufigen Rezidive, die Umständlichkeit und Kostspieligkeit der Behandlung und den Ernst der Prognose ihre Bedeutung viel größer. Ihre Häufigkeit hält etwa diese Reihenfolge ein: 1. Wirbelsäule, Hüftgelenk, Kniegelenk, Sprunggelenk und Mittelfußgelenke; kurze Röhrenknochen (Spina ventosa), Handgelenk, Ellenbogengelenk; 2. Schultergelenk, Becken, Schädel, Rippen, Brustbein, lange Röhrenknochen; 3. Gesichtsschädelknochen, Schulterblatt, Schlüsselbein. Die Erkrankungen der 1. Gruppe sind recht häufig, die der letzten sehr selten.

Die Diagnostik der Tuberkulose der Knochen und Gelenke stützt sich im allgemeinen auf die Anamnese, die Tuberkulinprobe, das klinische Bild mit Temperaturkurve, Senkungsgeschwindigkeit und Blutbild, die örtliche und die Röntgenuntersuchung, gegebenenfalls die Probepunktion und die Probeexcision.

Anamnestisch wichtig ist die Frage nach Tuberkulose in der Blutsverwandtschaft, da etwa 30% der Kranken aus tuberkulös belasteten Familien stammen; solche positive Angabe die Diagnostik also in eine bestimmte Richtung leitet. Die Schilderung des Beginns und bisherigen Verlaufs der Krankheit deckt leider 20—40% Fehldiagnosen auf, ist aber sonst wenig ergiebig, da für diese Krankheiten der Knochen der allmähliche fieberlose Beginn typisch ist.

Bei Kindern und auch bei Jugendlichen kann der negative Ausfall der Tuberkulinhautprobe die Diagnose Tuberkulose hinfällig machen (bezüglich Einschränkung s. S. 16ff). Die subcutane Tuberkulinprobe bis zum Auftreten einer Herdreaktion zu treiben, kann nicht empfohlen werden, da häufiger als ausschlaggebende Herdreaktionen heftige Allgemeinreaktionen auftreten, die höchst unangenehm und erschreckend sein können; vereinzelt wurde sogar der Ausbruch einer Miliartuberkulose hervorgerufen.

Im klinischen Allgemeinbild fehlen in der Regel im Beginn alle hinweisenden Symptome, insbesondere Fieber und Nachtschweiße; auch der Allgemeinzustand bietet nichts Charakteristisches, da Astheniker und Stheniker in gleicher Weise befallen werden und Abmagerung im Beginn dieser Tuberkulosen nicht eintritt. Das rote Blutbild zeigt meist keine Abweichungen vom Normalen, während im weißen Blutbild mäßige Leukocytose (10000 Zellen im Kubikmillimeter und darüber) und 30 und mehr Prozent Lymphocyten, auch mal mäßige Erhöhung der Zahl der stabkernigen Neutrophilen wohl auf irgendeinen krankhaften Prozeß, keineswegs aber eindeutig auf Tuberkulose oder gar auf eine bestimmte Tuberkuloseform hinweisen; übrigens ist auch das weiße Blutbild im Beginn oft völlig normal. Das gleiche gilt für die Blutkörperchensenkung, die normal oder mäßig beschleunigt sein kann; ein positiver Ausfall beweist aber keineswegs, daß eine Tuberkulose vorliegt. Auch kann bei akutem Beginn einer Gelenktuberkulose die Senkung stark beschleunigt, andererseits bei schleichendem Beginn einer rheumatischen oder septischen Gelenkerkrankung mäßig beschleunigt sein.

Entscheidend im klinischen Bild ist der lokale Befund. Zwar eine charakteristische fixierte Stellung des erkrankten Gliedes, z. B. Adduktion, Innenrotation und Flexion bei Coxitis, Flexion und Subluxation bei Gonitis usw., hat sich im Beginn noch nicht herausgebildet, doch wird eine Schonstellung (Flexion) häufig eingehalten. Charakteristisch ist die Schmerzhaftigkeit bei Bewegung, Druck und Stoß; die aktive und passive Beweglichkeit, ihre Einschränkung und Schmerzhaftigkeit müssen bei Verdacht auf Knochentuberkulose stets erschöpfend geprüft werden. Über der erkrankten Stelle kann Rötung, Hitze, Schwellung, Schmerzhaftigkeit vorhanden sein, aber ein normaler Befund beweist nicht, daß Knochen und Gelenk gesund sind. Eine Muskelatrophie, z. B. am Deltoides, an der Gesäßbacke, am Oberschenkel oder der Wade kann sich als Zeichen der Schonung des Gliedes schon bald einstellen, doch sind wir bei solchen Befunden schon nicht mehr im ersten Beginn der Erkrankung; um geringere Unterschiede nicht zu übersehen, soll man in 10-cm-Abständen vergleichend messen.

Von größter Wichtigkeit ist natürlich das Röntgenbild. Man soll stets zum Vergleich eine Aufnahme des gesunden Gliedes machen; wenn irgend möglich bringt man, um technische Ungleichheiten auszuschließen, beide Bilder auf einen Film. Folgende Befunde sind von Bedeutung:

1. Diffuse Abnahme der Bälkchenzeichnung in der Umgebung des Krankheitsherdes = Atrophie durch Schonung des Gelenks + Toxinwirkung.

2. Weites Klaffen des Gelenkspaltes = Erguß.

3. Zähnelung der Epiphysenkonturen = Synoviatuberkulose.

4. Unscharfer Verdichtungsherd in der Spongiosa = verkäsender Herd mit Reaktionszone,

5. Randloser Defekt in der Bälkchenzeichnung der Knochen = tuberkulöser Granulationsherd in der Spongiosa.

6. Defekt an der Diaphysenkontur = Erweichungsherd.

7. Einseitige oder allgemeine Verschmälerung des Gelenkspaltes = Gelenkkapselschrumpfung.

Diese Veränderungen treten, grob gesehen etwa in der gegebenen Reihenfolge auf. Das Röntgenbild hat den Nachteil, daß deutliche Veränderungen nicht vor 3 Monaten nach Beginn der Tuberkulose zu erwarten sind; zu dieser Zeit können die klinischen Symptome schon wochenlang deutlich sein.

Eine exakte Sicherung der Diagnose Tuberkulose ist bei einem Gelenkerguß durch Kultur- oder Tierversuch mit dem Punktat und bei einem leicht erreichbaren Krankheitsherd durch histologische Untersuchung eines Gewebsstücks möglich; beide diagnostische Methoden sind, wenn sachgemäß angewendet, unbedenklich. Ist etwa schon ein Absceß aufgetreten, so ist die Erkrankung zwar schon verschleppt, weil der Kranke nicht zum Arzt kam oder die Diagnose verfehlt wurde; aber zur Sicherung der in solchen Fällen oft bestrittenen Diagnose wird gelegentlich Kultur- oder Tierversuch mit dem Absceßpunktat notwendig sein.

Eine merkwürdige Sonderform der Knochentuberkulose ist die Ostitis tuberculosa multiplex cystica (JÜNGLING), die gern an Händen und Füßen symmetrisch auftritt; ihrer Seltenheit wegen kann auf ein näheres Eingehen auf diese Ostitis verzichtet werden.

Differentialdiagnostisch kommen gegenüber der reinen Knochentuberkulose Osteomyelitis, Ostitis fibrosa und deformans, Lues, Echinococcus und Tumoren in Frage.

Die akute Osteomyelitis ist ein so charakteristisches Krankheitsbild, daß es mit der so stürmisch nicht beginnenden Tuberkulose nicht verwechselt werden kann; im chronischen Verlauf stehen bei der Osteomyelitis die osteoplastischen Vorgänge (Sequesterlade), bei der Tuberkulose aber die resorptiven (Atrophie) unterscheidend im Vordergrunde. Periostreaktionen sind bei der Osteomyelitis häufig, fehlen aber fast immer bei der Tuberkulose. Die blande Osteomyelitis (BRODIEsche Abscesse) kann bei ihrem subakutem Ablauf schon mal schwierig von der Tuberkulose abzugrenzen sein, ist aber recht selten.

Die Lues der Knochen ist durch starke Periostreaktionen von der Tuberkulose scharf unterschieden; die Diagnose der Lues wird aus der Anamnese, dem Serumbefund und ex juvantibus (Wismut, Salvarsan) zu sichern sein. Das Knochengumma kann diagnostische Schwierigkeiten machen. Bei der Erblues pflegen andere klinische Zeichen (Sattelnase, HUTCHINSONsche Zähne, Keratitis parenchymatosa, Alopecia specifica) die Diagnose zu erleichtern; fehlen sie, so kann die Diagnose aus dem Serumbefund, zuweilen nur im Lumbalpunktat positiv, dem Röntgenbild und der Therapie mit genügender Sicherheit erbracht werden; auch treten Gelenkerkrankungen bei der Lues gern symmetrisch auf, bei der Tuberkulose aber fast nie.

Echinococcus, Ostitis deformans, Ostitis fibrosa und Tumoren können in ihren klinischen Anfangserscheinungen von einer Knochentuberkulose kaum unterschieden werden; die Differentialdiagnose wird wesentlich röntgenologisch und nicht selten endgültig erst durch die Operation zu klären sein. Indirekt kann die Diagnose Tumor oder Tuberkulose hie und da durch eine Lungenröntgenaufnahme geklärt werden, die Tuberkulose oder Sarkommetastasen aufweist.

Bei Gelenkerkrankungen werden die septisch-eitrigen und die gonorrhoischen Entzündungen mit ihrem typischen hochakuten Beginn nicht oft Anlaß zur Verwechslung mit einer Tuberkulose geben, und bei der Infektarthritis schützt der gleichzeitige Befall mehrerer Gelenke in der Regel vor solchem Irrtum. Auch an tabische Arthritis ist bei chronischen Gelenkerkrankungen zu denken. Mit der Arthritis deformans sollte die Tuberkulose eigentlich kaum verwechselt werden können; die rechtzeitige Röntgenaufnahme ist allerdings Voraussetzung der richtigen Diagnose. Die Differentialdiagnose Trauma oder Tuberkulose kann Schwierigkeiten machen, wenn ein bisher nicht bekannter tuberkulöser Knochenherd durch ein oft übrigens geringfügiges Trauma die Aufmerksamkeit des Kranken auf sich lenkt. Eine traumatische Knochentuberkulose sensu strictiori gibt es sicherlich überhaupt nicht, auch nicht eine Ansiedlung von Tuberkelbacillen im Bereich einer Knochenverletzung, unzweifelhaft aber die traumatische Verschlimmerung eines tuberkulösen Knochenherdes. Die Differentialdiagnose kann gelegentlich erst aus dem Verlauf geklärt werden: Besserung bei rein traumatischer Knochenerkrankung, Verschlimmerung des tuberkulösen Herdes, der durch ein Trauma getroffen wurde.

Recht grob, leider gar nicht selten, ist der Irrtum der Diagnose Rheumatismus, mit der bei Erkrankungen einzelner Gelenke der Arzt recht vorsichtig umgehen sollte, und bei der Coxitis tuberculosa die Fehldiagnose Ischias, an welcher Diagnose auch oft noch erstaunlich lange festgehalten wird. Rechtzeitige Röntgenaufnahme schützt mit Sicherheit vor längerer Dauer des Irrtums. Eine doppelseitige Ischias ist ganz selten.

Die Prognose der Knochen- und Gelenktuberkulose ist von einer ganzen Reihe von Faktoren abhängig. Ist die Knochenerkrankung

Teilerscheinung einer allgemeinen Tuberkulose, so ist die Prognose fast immer ganz schlecht; auch multiple Erkrankungen und Kombination mit Tuberkulosen der Lungen oder anderer Organsysteme geben im allgemeinen eine schlechte Prognose. Eine isolierte Knochen- oder Gelenktuberkulose ist in ihrer Vorhersage an die konstitutionelle erbliche Resistenz des Kranken gebunden. Von seiner Hinfälligkeit dürfte wesentlich die Form der Erkrankung, insbesondere die Erweichung des Herdes mit komplizierender Abszedierung abhängen. Auch gestaltet das Erkrankungsalter die Prognose recht verschieden, indem bei Kindern bis 80%, bei Erwachsenen nur bis 40% Heilungen erreicht werden. Eine große Rolle spielt der Sitz der Tuberkulose; die Spondylitis tuberculosa gibt unter allen Knochentuberkulosen die ungünstigste Prognose. Quoad vitam schneidet die Prognose dieser Tuberkulose mit etwa 20% Mortalität im Vergleich mit anderen Tuberkuloseformen zwar günstig ab, aber quoad sanationem ist zu berücksichtigen, daß Rezidive gar nicht selten und Heilungen mit normaler Funktion Ausnahmen sind. Schließlich ist die Prognose noch abhängig vom Zeitpunkt des Einsatzes der sachgemäßen Therapie.

Zur Therapie der Knochen- und Gelenktuberkulose ist zuerst daran zu erinnern, daß jede Tuberkulose eine Allgemeinerkrankung ist und deshalb immer die Allgemeinbehandlung an erster Stelle stehen muß. Der lokalen Behandlung dienen die Operation, die orthopädische Lagerung und die Bestrahlung.

Die Allgemeinbehandlung besteht in der Freiluftkur, für die leider immer noch die Krankenhäuser, insbesondere die kleineren und mittleren, gar nicht oder sehr ungeeignet eingerichtet sind. Eine Freiluftliegekur kann unter günstigen Verhältnissen auch häuslich durchgeführt werden; bei Tuberkulose des Knies und des Fußes allerdings erst dann, wenn der Kranke durch einen Gipsverband gehfähig geworden ist, und bei Tuberkulose der Wirbelsäule, des Beckens und des Hüftgelenks wegen der Schwierigkeit des Transportes des Kranken ins Freie kaum jemals. Es ist das eine wichtige Frage, weil die oft Jahre erfordernde Behandlung unerschwingliche Kosten macht und eine häusliche Behandlung ohne Freiluftbehandlung überhaupt keine richtige Behandlung mehr ist.

Um die Frage Operation oder konservative Behandlung ist jahrelang ein lebhafter Kampf zwischen einer Gruppe von Chirurgen auf der einen Seite, anderen Chirurgen, Orthopäden und Tuberkuloseärzten auf der anderen Seite geführt worden. Auch heute herrscht noch keine volle Einigkeit, aber überwiegend wird die Notwendigkeit der Operation anerkannt für alle Fälle, bei denen ein einzelner Krankheitsherd zuverlässig radikal entfernt werden kann. Das gilt z. B. für isolierte Knochentuberkulose des Brustbeins und der Rippen, gelegentlich auch für eine Spina ventosa mit schweren Zerstörungen. Gute und dauernde Erfolge nach Gelenkresektionen, natürlich mit vollkommener Versteifung, sah ich öfter an Knie und Ellenbogen, selten aber am Hüftgelenk; Axhausen erzielte sehr gute Erfolge auch bei Resektionen am Mittelfuß. Bei schweren Zerstörungen kann eine Amputation notwendig werden; wir sahen höchst elende Kranke nach solchen zwar schmerzlichen, aber öfter lebenrettenden Eingriffen sich glänzend erholen und dauernd gesund bleiben. Die orthopädische Behandlung besteht in der korrekten Lagerung der Kranken. Auch in dieser Frage hat es jahrelang Diskussionen gegeben über Streckverband und Gipsverband. Der Vorzug des Streckverbandes besteht im freien Zutritt von Luft und Sonne zum ganzen Körper, sein Nachteil in der Notwendigkeit dauernder sorgfältiger Überwachung. Wenn Rollier in Leysin das ganze Jahr über Allgemeinbesonnung anwenden kann, dazu über viel, jahrelang bestgeschultes Personal verfügt, so ist man in Krankenhäusern und Heilanstalten nicht in der gleichen glücklichen Lage. Im allgemeinen hat der Gipsverband über den Streckverband gesiegt, da er das kranke Glied zuverlässiger ruhigstellt, einer Überwachung kaum bedarf und den ohnehin beschränkt möglichen Zutritt von Luft und Sonne nicht erheblich hindert. Korrekt angewendet muß der Gipsverband das zentrale und distale Gelenk mit umfassen, also beim Kniegelenk das Hüftgelenk und das Fußgelenk; bei Coxitis sind beide Hüftgelenke und das Kniegelenk der kranken Seite einzugipsen. Sehr zu empfehlen ist es, den Gipsverband nach etwa 14 Tagen beiderseits so aufzuschneiden, daß man eine Gipsschale erhält, in der der Kranke korrekt gelagert bleibt, Zutritt von Luft und Sonne aber kaum noch beschränkt, auch Bewegung, Hautpflege und Massage nicht mehr behindert sind; Kindern und unverständigen Kranken kann man für die Nacht die obere Gipsschale überbinden.

Die Sonnenbestrahlung, bei Lungentuberkulose von zweifelhafter oder doch bescheidener Geltung, wirkt Wunder bei der Knochen- und Gelenktuberkulose und sollte soweit irgend möglich angewendet werden; die „künstliche Höhensonne" ist ein kümmerlicher, das Bogenlichtbad ein bescheidener Ersatz der Sonnenstrahlen; auch die Röntgenbestrahlung als eine reine Herdtherapie kann bei nicht einschmelzenden Prozessen die Allgemeinbehandlung unterstützen, doch ist ihre Anwendung ein zweischneidiges Schwert, weil die Beobachtung des tiefliegenden Krankheitsherdes zu unsicher ist.

Die Diätbehandlung empfing einen starken Auftrieb durch Mitteilungen von Gerson über Heilerfolge bei Tuberkulose mit salzloser Kost; Sauerbruch und Herrmannsdorfer haben die Kost etwas variiert und speziell für extrapulmonale Tuberkulose empfohlen. Die Diätbehandlung hat aber nicht gehalten, was man sich von ihr versprach. Abgesehen von den heutigen Ernährungsnöten, die ihre ausgedehnte Anwendung ausschließen, hält nur noch eine kleine Gruppe von Chirurgen und Orthopäden wenigstens theoretisch an ihr fest, während sie im allgemeinen abgelehnt wird; eigene Erfahrungen waren negativ.

Wenn auch der Arzt der allgemeinen Praxis nur den kleinsten Teil der Behandlung eines Knochentuberkulösen selbst ausführen kann, so muß er doch über alle diese Möglichkeiten Bescheid wissen. Denn indem er seinen Kranken einem Chirurgen, einem Orthopäden oder einer Heilanstalt zuführt, entscheidet er schon über die Behandlungsmethode: Operation, konservative Behandlung, Gips und Sonne.

19. Die Knochen- und Gelenktuberkulose. Spezieller Teil.

A. Die Knochentuberkulosen.

a) **Tuberkulose des Schädels** ist selten; Stirn und Scheitelbein sind bevorzugt. Der schleichende Beginn mit wenig schmerzhafter Weichteilschwellung, der chronische Verlauf mit geringen Krankheitserscheinungen und die Möglichkeit einer Punktion oder Probeexcision machen die Diagnose nicht schwierig. Differentialdiagnostisch ist an Lues zu denken, auch an Tumoren. Wenn radikale Entfernung des Herdes möglich erscheint, ist Operation zu empfehlen, die etwa 70% Heilungen verspricht. Am Gesichtsschädel tritt die Tuberkulose sehr selten auf.

b) **Tuberkulose der Rippen und des Brustbeins** macht diagnostisch mit dem schleichenden Beginn und der leicht zu beobachtenden Erkrankungsstelle meist keine Schwierigkeiten; frühzeitig pflegen Abszedierung und Durchbruch nach außen, selten nach innen aufzutreten. Der Erkrankungsherd entsteht meist hämatogen, kann jedoch auch von einer käsigen Pleuratuberkulose oder einem paravertebralen spondylitischen Absceß ausgehen. Kann die Sonde in eine Fistel sehr tief, oft parallel der Rippe, eingeführt werden, so ist eine Röntgenaufnahme nach Füllung des Fistelganges mit Kontrastmittel zu empfehlen, die gelegentlich ein Labyrinth von Fistelgängen oder einen weit reichenden Senkungsabsceß aufdeckt. Differentialdiagnostisch kommen hauptsächlich Lues und Aktinomykose in Frage, die durch serologische und histologische Untersuchung unschwer ausgeschlossen werden können. Da die Radikaloperation Aussicht auf Heilung bietet, sollte sie immer in Erwägung gezogen werden, wenn nicht anderweite Tuberkulose sie ausschließt.

c) **Tuberkulose des Schulterblatts und des Schlüsselbeins** sind isoliert sehr selten; etwas häufiger kommen Tuberkulose des Acromioclavicular- und besonders des Sternoclaviculargelenkes vor. Differentialdiagnostisch ist an Lues zu denken. Bei isolierten Knochentuberkulosen ist Radikaloperation zu erwägen, während bei Beteiligung der Gelenke in der Regel nur konservative Behandlung in Frage kommt.

d) **Tuberkulose des Beckens** wird durch die Röntgenuntersuchung heute wesentlich häufiger gefunden als früher. Die Tuberkulose des Kreuzbeins kann diagnostisch größte Schwierigkeiten machen, weil die klinischen Erscheinungen, die Kreuzschmerzen vor allem, recht vieldeutig sein können, der lokale Prozeß (Rectaluntersuchung!) erst im weiteren Fortschreiten an der Oberfläche größere Veränderungen setzt und damit deutlich wird und die Röntgenuntersuchung der Überkreuzung durch angeborene und Entwicklungsstörungen (Sacralisation und Lumbalisation, Spina bifida, abnorme Kreuzbeinlöcher und rachitische Deformationen) ausgesetzt ist. Übergreifen auf das Sacroiliacalgelenk ist nicht selten. Differentialdiagnostisch sind alle Erkrankungen, die Kreuzschmerzen verursachen, auszuschließen; auch kommen Lues, Osteomyelitis und Tumormetastasen nicht ganz selten vor. Steißbeintuberkulose ist sehr selten; es ist auf Analabsceß zu fahnden. An der Darmbeinschaufel kommen Osteomyelitis, Sarkom und Tumormetastasen häufiger vor als Tuberkulose, die öfter zur Abszedierung und Fistelbildung führt. Die Schambeintuberkulose greift meist auf die Symphyse über und abszediert nicht selten. Die Tuberkulose des Sacroiliacalgelenkes ist nicht ganz selten, begegnet aber ebenfalls diagnostisch großen Schwierigkeiten in der Unregelmäßigkeit der Form dieses Gelenkspaltes und seiner Veränderung durch die dort nicht seltene Arthrosis deformans; die tuberkulöse Ätiologie kann im Röntgenbild zu vermuten sein, wird aber oft erst durch Abszedierung und Fistelbildung endgültig klar. Die Prognose ist sehr unsicher; die immer konservative Behandlung beansprucht 2—4 Jahre.

e) **Die Diaphysentuberkulose der langen Röhrenknochen** ist verhältnismäßig recht selten und hat diagnostisch zur Voraussetzung den Ausschluß von primärem Sarkom, Tumormetastasen, Ostitis fibrosa und deformans, Echinococcus und Lues. Sie kann als Periostitis, Granulationsherd oder käsige Ostitis mit Sequesterbildung auftreten. Am Femur sind Lieblingssitze Schenkelhals und Trochanter major, in zweiter Linie die Kondylen. Tibia und Ulna werden im Kleinkindesalter relativ häufig befallen, viel öfter jedenfalls als Fibula und Radius; da diese Tuberkulosen meist nicht die einzigen tuberkulösen Herde sind, begegnet die Diagnose keinen Schwierigkeiten.

Die Prognose der Diaphysentuberkulosen ist nicht ungünstig, wenn sie isoliert auftreten und insbesondere, wenn Radikaloperation möglich ist; die Operation ist besonders dann angezeigt, wenn die Herde mit Durchbruch in ein Gelenk drohen. Auch die Resultate der Röntgenbestrahlung werden gerühmt.

f) Die Spina ventosa, die Tuberkulose der kurzen Röhrenknochen an Hand und Fuß, kommt sehr häufig als typische Erkrankung des Kleinkindesalters vor und geht hier meist von den Diaphysen der Phalangen, Metakarpalien und Metatarsalien aus. Bei Erwachsenen ist sie erheblich seltener, geht hier oft von den Epiphysen aus und bricht dann in das Gelenk ein. Die Diagnose begegnet beim Kinde, wenn eine Röntgenaufnahme gemacht wird, keiner Schwierigkeit, doch ist Lues differentialdiagnostisch auszuschließen; die Heilungstendenz pflegt bei Kindern auch bei größeren käsigen Zerstörungen groß und die Prognose daher leidlich günstig zu sein, hängt aber natürlich ganz davon ab, ob die hämatogene Streuung noch mehr Herde gesetzt hat oder sich wiederholt. Die Diagnose der Spina ventosa bei Erwachsenen ist erheblich schwieriger, auch die Heilungstendenz wegen der Gelenkbeteiligung weit geringer. Die Behandlung der Spina ventosa ist im allgemeinen konservativ, doch kann bei Erwachsenen, z. B. bei Beteiligung des Metakarpophalangealgelenkes, die Absetzung des Gliedes mit dem halben Metacarpus glatte Heilung bringen. Röntgenbestrahlung wird von einigen Autoren gerühmt.

B. Die Gelenktuberkulosen

sind ungleich häufiger als die reinen Knochentuberkulosen und sozialwirtschaftlich sehr viel wichtiger; denn die leider so häufige Verspätung der Diagnose wird schuld an vielem unaufhaltsamem Fortschreiten des tuberkulösen Prozesses und an vielem Krüppelelend in der Welt, da bei verspäteter Behandlung nicht nur die Funktion des Gelenkes verloren ist, sondern oft auch schwerste Kontrakturen den Gebrauch des ganzen Gliedes ausschalten können.

a) Die Tuberkulose des Hüftgelenkes, das nach dem Kniegelenk mit seinen großen Recessus das größte Körpergelenk ist und wie jenes zu den meist belasteten gehört, ist aus diesen Gründen die häufigste unter den Gelenktuberkulosen; sie tritt vorwiegend im ersten Lebensjahrzehnt auf, ist aber auch im zweiten nicht so selten wie im höheren Alter. Sie setzt meist schleichend ein, kann aber bei Durchbruch eines Pfannen- oder Schenkelhalsherdes in das Gelenk mit hochakuten Erscheinungen beginnen, was öfter diagnostisch irreführt. Im Anfang einer tuberkulösen Coxitis pflegen Allgemeinerscheinungen zu fehlen; auch Senkung und Blutbild können normal sein. Die Schmerzen in der Hüfte sind im Beginn zwar gering, aber hartnäckig; und daß sie nicht selten nach dem Kniegelenk projiziert werden, ist auch eine böse diagnostische Falle, denn die Untersuchung des Knies ergibt natürlich keinen Befund.

Die Untersuchung erfordert völlige Entkleidung. Der Kranke wird flach auf einem Tisch gelagert; wenn das Bein der kranken Seite geschont wird, steht das Becken infolge leichter kompensatorischer Skoliose schief, auch kann eine leichte Lordose eine Beugestellung im Hüftgelenk verdecken; der Gang des Kranken (fakultatives Schonen und selbst Hinken, Schmerzhaftigkeit bei Stoß gegen den Trochanter und bei Stauchung), die maximale passive und aktive Beweglichkeit in allen Richtungen, sind sorgfältig, selbstverständlich vergleichend, zu prüfen, besonders auch die Abduktion, Außenrotation und Rückwärtsüberstreckung, die zuerst Einschränkung zu zeigen pflegen. Da diese Untersuchung bei der Coxitis oft erheblich früher positive Resultate ergibt als die Röntgenaufnahme, ist sie von größter Wichtigkeit für die Frühdiagnose. Eine einmalige Untersuchung entscheidet in negativem Sinne besonders dann nicht endgültig, wenn die Beschwerden anhalten. Die Röntgenaufnahme ist natürlich immer beizuziehen und muß beide Hüftgelenke darstellen, um im Vergleich das wichtige Frühsymptom der Knochenatrophie und der Veränderungen der Gelenkspaltbreite und -form feststellen zu können. Differentialdiagnostisch ist ein Trauma (Gelenkerguß) fast immer leicht auszuschließen; auch Überanstrengung eines Gelenkes (am Roller der Kinder) wirkt als Trauma. Der entzündliche Plattfuß macht oft Hüftgelenkbeschwerden. Von den entzündlichen Erkrankungen ist die Tuberkulose oft schwer abzusondern, insbesondere von der nicht immer hochakuten septischen Coxitis, der Osteomyelitis des Schenkelkopfes oder einer isolierten Infektarthritis; auch die Diagnose gonorrhoische Coxitis und Lues können diagnostische Schwierigkeiten machen, wenn die Erkrankung der Sexualorgane schon abgeklungen ist. Bei Kindern sind die Entwicklungsstörungen, die zur Coxa valga, seltener vara und zur Subluxatio congenita führen, im Röntgenbild meist ebenso deutlich zu erkennen wie der Perthes, die Osteochondritis juvenilis; auch die Arthrosis deformans und die tabische Arthropathie älterer Personen liefern typische Röntgenbilder, die der Fachmann kennen wird. Nicht ganz selten strahlen Nachbarschaftserkrankungen irreführend auf das Hüftgelenk aus, so der Psoasabsceß bei Spondylitis, sogar die Appendicitis (Entlastungsstellung des Beines).

Der Verlauf der Hüftgelenktuberkulose führt allmählich zur Zerstörung des Femurkopfes und des Acetabulums, die im Röntgenbild als sog. Pfannenwanderung nach oben erscheint und Beinverkürzung und Kontrakturstellung des Beines bedingt; nun ist die Diagnose zwar nicht mehr zu verfehlen, aber die Heilungschance ist verpaßt oder doch stark verringert.

Die Prognose der tuberkulösen Coxitis ist immer ernst; die geschlossene Form bietet weit bessere Heilungsaussichten als die abszedierende und fistelnde.

Früher wurden bei tuberkulösen Coxitiden viel Resektionen ausgeführt, doch haben die Erfolge nicht recht befriedigen können. Heute ist die Indikation zur Operation nur anzuerkennen, wenn ein gelenknaher Herd noch radikal zu entfernen sein dürfte; gerühmt wird aber von vielen Orthopäden bei Erwachsenen die Arthrodese, die mit einer Femurknochenspange das Hüftgelenk überbrückt und ideal ruhigstellt und die konservative Behandlung zwar nicht entbehrlich macht, aber abkürzt. Die konservative Behandlung bedient sich der Freiluftkur, der Lagerung im Gipsverband, der Becken und Unterkörper bis zum Rippenbogen und das Kniegelenk auf der kranken Seite, besser das ganze Bein umfaßt; nach Abklingen der akuten Erscheinungen wird er als Gipsschale weiter benutzt. Sonnenbestrahlung, bei geschlossenen Prozessen auch Röntgenbestrahlung sind wertvolle Ergänzungen der orthopädischen Therapie. Der Kranke wird bei geschlossener Tuberkulose nicht vor einem, bei fistelnder Coxitis nicht vor 2 Jahren mit einem Gehgips aus der Heilanstaltsbehandlung entlassen werden können. Frühzeitige sachgemäße Behandlung erreicht 60—70% Heilungen, doch sind Spätrezidive, auch nach 10 Jahren, nicht ganz selten. Gute Beweglichkeit im Hüftgelenk wird sehr selten erreicht; man soll die Beweglichkeit auch nicht forcieren, da sie funktionell oft nicht befriedigt, viel Schmerzen kostet und mit erheblicher Gefahr der Kontrakturbildung und des Rezidivs belastet ist. Die sicherste Heilung bietet zweifellos die knöcherne Ankylose.

Die paraartikulären Tuberkulosen des Schenkelhalses und des Pfannendaches können leider vom Kranken selbst und auch vom Arzt längere Zeit übersehen werden; sie werden in der Regel erst erkannt, wenn die Beschwerden zunehmen und schließlich in der Röntgenaufnahme ein Knochenherd erkennbar wird. Ihre rechtzeitige Feststellung ist aber besonders wichtig, weil die gefährliche Gelenkbedrohung durch Operation behoben werden kann.

b) Die Tuberkulose des Kniegelenkes ist die zweithäufige Gelenktuberkulose; auch sie betrifft zur größeren Hälfte das frühe Kindesalter, ist aber im Gegensatz zur Coxitis auch im hohen Alter nicht ganz selten.

Allgemeine Krankheitserscheinungen fehlen meist im Beginn der Erkrankung, wie auch Blutbild und Senkung längere Zeit normal bleiben können. Lokal haben für die Frühdiagnose der Kniegelenktuberkulose nächtliche Schmerzen und Schmerzen in der Ruhe zwar wegweisende Bedeutung, aber ihr Fehlen schließt die Tuberkulose keineswegs aus; auch sind sie oft geringfügig und werden leicht übersehen oder auf Überanstrengung bezogen, während sie andererseits beim Herdeinbruch in das Gelenk ganz plötzlich und sehr heftig auftreten können. Ein geringer Hydrops pflegt sich frühzeitig einzustellen, auch kann Atrophie der Oberschenkelmuskulatur merkwürdig früh deutlich sein; sie ist mit vergleichender Umfangmessung 10 und 15 cm oberhalb der Kniescheibe zu ermitteln. Auch Schwellung der Gelenkkapsel, erkennbar an der Verwischung der Konturen, besonders an dem unteren Recessus und dort auch fühlbar, ist ein Frühsymptom, während die Bewegung im Gelenk längere Zeit unbeschränkt bleiben kann; am frühesten wird noch die Beugung eingeengt. Der Nachweis tuberkulöser Herde im Röntgenbild — beide Knie zur Erkennung der frühzeitig auftretenden Knochenatrophie sagittal auf einem Film, außerdem immer auch Frontalaufnahme — hinkt zwar der Frühdiagnose nach, doch ist die Röntgenuntersuchung immer bald zu machen, weil sie die Diagnose eines kleinen Gelenkergusses durch Verbreiterung des Gelenkspaltes erleichtert und zuweilen die Unterscheidung der primär-synovialen von der primär ossalen Form gestattet, welch letztere vielleicht durch Radikaloperation geheilt werden kann. Mit Vorsicht ist die Zähnelung der Gelenkkonturen der Kondylen zu bewerten, da sie ein Zeichen von Rachitis sein kann.

Differentialdiagnostisch kann die unspezifische chronische Synovitis ungeklärter Ätiologie große Schwierigkeiten bereiten; in manchen Statistiken macht sie 20% vermeintlicher Tuberkuloseheilungen aus. Der nicht tuberkulöse Charakter einer Gonitis ist bei Kindern und Jugendlichen durch die Tuberkulinhautprobe zu sichern, deren negativer Ausfall eine Tuberkulose ausschließt, während die positive Reaktion außer bei Kleinstkindern natürlich nichts besagt. Die tuberkulöse Ätiologie kann gelegentlich durch eine Lungenröntgenaufnahme unterstrichen werden, in der bei Kindern die frische Infektion, bei Erwachsenen der hämatogene Charakter einer Tuberkulose erkennbar sein kann. — Anamnestisch ist der Hämarthros bei Trauma und bei Blutern leicht auszuschließen. Bei einer akuten Kniegelenkentzündung kommt zwar in erster Linie Gonorrhöe, unspezifische Infektarthritis und eitrige septische Gonitis in Frage, aber auch eine Tuberkulose kann bei Einbruch eines Herdes in das Gelenk scheinbar ganz akut beginnen. Bei subakuten Erscheinungen ist nach Lues zu fahnden. Gern wird in solchen Fällen ein tuberkulöser Rheumatismus Poncet angenommen; aber ob es den überhaupt gibt, etwa im Sinne einer Paratuberkulose wie der Skrofulose und der Phlyktäne, vielleicht auch des Erythema nodosum, ist umstritten. Verdächtig auf tuberkulöse Zusammenhänge ist solcher Rheumatismus, wenn er gleichzeitig mit einer tuberkulösen Pleuritis oder anderweiter sicherer Gelenktuberkulose auftritt; aber der Befall mehrerer Gelenke und besonders symmetrisches Vorkommen, das bei Tuberkulose äußerst selten ist, lassen mehr an eine anderweite Infektarthritis denken. Bei subakuter Gonitis kann eine blande Osteomyelitis (Herd im Tibiakopf), bei chronischer Arthritis können Ostitis fibrosa, Sarkom und, namentlich bei älteren Personen, Arthrosis deformans und tabische Arthropathie diagnostisch in Konkurrenz treten. Den differentialdiagnostischen Schlußstein setzt der Tierversuch mit dem Gelenkpunktat und die histologische Untersuchung nach Probeexcision.

Der Verlauf der Kniegelenktuberkulose zeitigt recht unterschiedliche Krankheitsbilder. Die subakute abszedierende Tuberkulose führt oft zum Pyarthros, einer recht gefährlichen Erkrankungsform, bei der die Epiphysen weitgehend zerstört werden und Fistelbildung die Behandlung ungemein kompliziert. Die chronische Gonitis geht in Fungusbildung über mit starker spindelförmiger Gelenkauftreibung, über der die gespannte, weiße und glänzende Haut das typische Bild des Tumor albus ergibt, der um so mehr auffällt, als in diesem Stadium die Ober- und Unterschenkelmuskulatur meist hochgradig atrophisch ist und die regelmäßig zustande kommende typische Subluxationsstellung im Gelenk und oft entstehende Kontrakturen ein schreckliches Verstümmelungsbild geben.

Die Therapie der Kniegelenktuberkulose hängt von dem Lebensalter des Kranken und von dem Stadium ab, in dem die sachgemäße Behandlung einsetzt. Beim Kinde ist die Selbstheilungstendenz und sogar die Regenerationsfähigkeit für zerstörtes Gewebe groß und die konservative orthopädische Behandlung mit Ruhigstellung des Gelenkes durch Gipsverband, einschließend Fuß und Hüftgelenk, ergänzt durch Freiluftbehandlung und Sonnenbestrahlung, feiert geradezu Triumphe; werden doch bis 80% Heilungen berichtet. Ganz anders sieht die therapeutische Aufgabe bei Erwachsenen aus; weil bei ihnen die Selbstheilungsneigung viel geringer ist, wird die radikale Heilung der Tuberkulose durch Resektion des Kniegelenkes, wenn zwar mit Ausfall des Gelenkes und mit Beinverkürzung teuer bezahlt, doch dann angezeigt sein, wenn das Röntgenbild schon Knochenveränderungen zeigt. Bis zur zuverlässigen knöchernen Heilung wird immerhin noch eine konservative Nachbehandlung von $^1/_2$—1 Jahr benötigt. Im höheren Alter sind die Erfolgsaussichten der Gelenkresektion schlecht. Für diese Kniegelenktuberkulosen sowie für starke Gelenkzerstörungen mit Bildung mehrerer Fisteln und auch für schwerste Fälle von Tumor albus ist die Amputation zu erwägen, nach der sich die Kranken oft wunderbar erholen. Kontrakturstellungen soll man vorsichtig orthopädisch zu korrigieren versuchen; es ist bei solchen Versuchen mit Streckverbänden vor zu starkem Gewichtszug zu warnen, da ein Schlottergelenk dauerndes Tragen eines Schienenhülsenapparates, schwierige Operationen, vereinzelt gar Amputation des völlig unbrauchbar gewordenen Gliedes erfordern kann. Ist die Kontraktur bereits fixiert, so ist operativ durch Keilresektion im unteren Drittel des Femur ein vorzüglicher Erfolg zu erwarten, zumal die Operation im Gesunden auf die Ausheilung des kranken Gelenkes auffallend günstig einzuwirken pflegt.

c) **Die Tuberkulose der Fußgelenke** nimmt in der Häufigkeitsreihe der Gelenktuberkulosen den dritten Platz ein; sie verteilt sich auf die

Lebensalter einigermaßen gleichmäßig und befällt Männer etwas häufiger. Merkwürdig ist, daß sie bei Kindern und älteren Personen vorwiegend als granulierende Form, bei Jugendlichen aber und bis ins 4. Jahrzehnt als käsige Ostitis auftritt und zum raschen Fortschreiten neigt.

Die Sprunggelenktuberkulose geht meist von einem Talusherd aus, seltener von einem Tibia- oder Fibulaherd und ergreift von da aus das Talo-Cruralgelenk. Der spindelförmige Fungus und frühzeitige Fistelbildung erleichtern oft die Diagnose, aber die Differentialdiagnose hat zuweilen gegen Plattfußbeschwerden, habituelle Fußdistorsion oder blande Osteomyelitis im unteren Tibiadrittel einen schweren Stand. Die Talustuberkulose greift nicht ganz selten auf das Talo-Calcanealgelenk über, kann auch in käsiger Form den ganzen Talus und tiefgehend die Gelenkflächen der Tibia und des Calcaneus zerstören, aber die Regenerationstüchtigkeit des Kindes heilt auch solche Schäden, während der Erwachsene dieser Aufgabe nicht mehr gewachsen ist. Nach Heilung der Sprunggelenktuberkulose resultiert beim Kinde oft eine erstaunlich gute Beweglichkeit; beim Erwachsenen dagegen bietet nur die knöcherne Ankylose genügenden Schutz gegen ein Rezidiv. Die Diagnose einer isolierten Tuberkulose des Talo-Calcanealgelenkes kann klinisch und auch im Röntgenbild erhebliche Schwierigkeiten machen und wird daher oft verfehlt. Differentialdiagnostisch ist sie gegen die Arthrosis deformans abzugrenzen, die auch schon bei Jugendlichen mit Plattfuß bestehen kann. Die Bursitis an der Achillessehne und Entzündung der Sehne selbst sind meist unschwer abzugrenzen.

Eine isolierte Tuberkulose des CHOPARTschen Gelenkes zwischen Talus-Calcaneus und den Mittelfußknochen ist selten, aber bei einer Tuberkulose der Mittelfußknochen wird es vom Naviculare aus öfter beteiligt.

Die Tuberkulose der Mittelfußknochen kann einen Teil der Gelenke, z. B. zwischen Naviculare und den Cuneiformia oder zwischen Cuboid und den Metatarsalia ergreifen, und in diesen Fällen ist der Verlauf meist günstig. Werden alle Mittelfußgelenke und gar noch die Mittelfußmetatarsalgelenke von der Tuberkulose befallen, so kann bei Kindern immer noch eine Heilung unter knöcherner Verwachsung, oft freilich unter Klumpfußbildung, möglich sein.

Die Behandlung der Fußtuberkulose ist bei Kindern im allgemeinen konservativ (bis 80% Heilungen); sie besteht natürlich in korrekter Ruhigstellung im Gipsverband (Gefahr: Spitzfußstellung, Klumpfußbildung) mit Freiluftkur und Sonnenbestrahlung. Nach deutlichem Heilungsbeginn kann der Kranke mit Gehgips in ambulante Behandlung entlassen werden. Die Heilung einer Fußtuberkulose nimmt immerhin 2—3 Jahre in Anspruch. Isolierte Herde im Calcaneus, vielleicht auch im Cuboid, können und sollen auch bei Kindern radikal operiert werden, da die Operation Aussicht auf endgültige Heilung der Tuberkulose ergibt.

Schon mit dem Pubertätsalter werden die Aussichten konservativer Behandlung bei Fußtuberkulose sehr viel schlechter, da die Tuberkulose, als käsige Ostitis einsetzend und zu raschem Fortschreiten mit Fistelbildung neigend, vom Sprunggelenk distalwärts alle Gelenke zu befallen und die Knochen weitgehend zu zerstören pflegt. Solange dieses Fortschreiten noch nicht erkennbar ist, kann ein Versuch mit konservativer Behandlung für etwa ein $^1/_2$ Jahr gewagt werden. Ergreift aber die Tuberkulose unter dieser Behandlung weitere Knochen und Gelenke und tritt gar Fistelbildung ein, so kann mit der Absetzung des ganzen Fußes im Gesunden oberhalb des Sprunggelenkes nicht mehr gewartet werden; die Resektion des Sprunggelenkes oder die Amputation nach Pirogoff erreichen meist nicht die endgültige Heilung der Tuberkulose und liefern auch keinen gehfähigen Stumpf, dagegen hat Axhausen bei Mittelfußtuberkulose mit Resektionen gute Resultate erzielt. Amputation eines Gliedes ist zwar immer erschütternd, aber sie kann endgültige Heilung der Tuberkulose und ausgezeichnete Allgemeinerholung bringen.

d) Die Ellenbogengelenktuberkulose ist die häufigste unter den Gelenkerkrankungen der oberen Extremität, was aber absolut nicht viel besagt, da Gelenktuberkulosen am Arm seltener sind als die des Beines; sie verteilt sich über alle Lebensalter ohne besondere Vorliebe. Meist geht sie von einem Knochenherd im Olecranon oder einem der Humeruskondylen aus, selten vom Radiusköpfchen. Diagnostisch ist der allmähliche Beginn wichtig, in dem Verdickung des Gelenkes (Kapsel) und Behinderung der Streckung zuerst deutlich werden. Die weitere Entwicklung führt zur spindelförmigen Gelenkverdickung, zum Fungus, zur eitrigen Einschmelzung, zum Tumor albus mit völliger Gelenkversteifung. Differentialdiagnostisch ist beim Kinde Lues (oft symmetrisch) und Osteomyelitis auszuschließen, beim Erwachsenen außerdem Osteochondritis dissecans, Arthrosis deformans, syringomyeloische und tabische Arthropathie und Tumor.

Die Behandlung der Ellenbogentuberkulose ist konservativ. Der Gipsverband muß die Schulter und die Mittelhand einschließen, letztere, um Drehbewegungen des Radius unmöglich zu machen; der Arm ist in rechtwinkeliger Beugung und leichter Supination ruhigzustellen. Der Gipsverband darf das Schultergelenk nicht zu lange umfassen, da dieses sehr zur Versteifung neigt und deshalb bald passiv bewegt werden muß. Paraartikuläre Herde soll man bei Erwachsenen radikal zu operieren versuchen, da die Operation Heilung der Tuberkulose in Aussicht stellt; auch bietet eine Gelenkresektion ganz gute Chancen (bis 50% Heilungen), doch führt sie meist zur Gelenkversteifung; auch Röntgenbestrahlung wird von manchen Autoren gerühmt und sollte bei torpiden Prozessen versucht werden.

e) Die Tuberkulose des Handgelenkes ist bei Erwachsenen zwar annähernd so häufig wie die Ellenbogentuberkulose, aber bei Kindern viel seltener; im ganzen ist sie mithin eine seltene Erkrankung. Ihre sozialwirtschaftliche Bedeutung ist groß, weil die meisten dieser Tuberkulosen mit Gelenkversteifung ausheilen, was eine wenig brauchbare, ja zuweilen ganz unbrauchbare Hand bedeutet. Der Beginn mit Schmerzen und Schwellung führt den Kranken zwar in ärztliche Behandlung, aber die Erkrankung wird allzuoft, zumal gerade bei Handgelenktuberkulose nicht ganz selten noch ein oder das andere Gelenk von Tuberkulose befallen ist, als rheumatisch aufgefaßt und längere Zeit behandelt. Im weiteren Verlauf bereitet die Diagnose keine Schwierigkeiten mehr, da es bald zur Knocheneinschmelzung und Fistelbildung kommt; die Handwurzelknochen werden oft weitgehend zerstört. Wenn die Erkrankung der Metakarpalien unter dem typischen Bilde der Spina ventosa lokalisiert bleibt, ist die Prognose bei Kindern meist gut und bei Erwachsenen nicht ganz schlecht; auch kann bei Erwachsenen die Resektion des Metacarpus, notfalls Amputation mitsamt dem zugehörigen Finger, völlige und endgültige Heilung der Tuberkulose bringen. Die Tuberkulose des Handgelenkes selbst hat jedoch eine problematische Prognose.

Differentialdiagnostisch ist an Polyarthritis, Gonorrhöe und gelenknahe chronische Osteomyelitis zu denken, vor allem aber die Abgrenzung von der Sehnenscheidentuberkulose notwendig, die bei Fistelbildung recht schwierig sein kann.

Die Behandlung der Handgelenktuberkulose ist konservativ; beim Gipsverband muß sobald irgend tunlich durch Kürzung für passive und aktive Bewegung der Finger gesorgt werden, aber Versteifung ist trotzdem, bei Erwachsenen zumal, nicht immer zu vermeiden; ebenso ist frühzeitige Bewegung im Schultergelenk notwendig. Resektion des Handgelenkes führt zwar immer zur Versteifung mit nur beschränkt brauchbarer Hand, sollte aber in schweren Fällen versucht werden. Bei schwersten Zerstörungen des Gelenkes kann nur die Amputation Rettung des Lebens und darüber hinaus sogar Heilung der Tuberkulose bringen.

f) Die Tuberkulose des Schultergelenkes ist verhältnismäßig selten; bei Erwachsenen kommt sie öfter vor als bei Kindern. Sie fällt aus dem Rahmen der Gelenktuberkulosen, denn sie ist die einzige, bei der die Caries sicca die typische Form ist und bei der Verkäsung und Erweichung ganz zurücktreten. Sie ist durch einen exquisit chronischen Beginn und Verlauf gekennzeichnet und wird deshalb von allen

Gelenktuberkulosen am häufigsten und oft sehr lange verkannt. Die Bewegungseinschränkungen, bei fixiertem und bei mitgehendem Schulterblatt zu prüfen, sind ihr frühestes Symptom, dem sich, ebenfalls frühzeitig, eine auffallende Deltoidesatrophie sowie, röntgenologisch erkennbar, bald Verschmälerung des Gelenkspaltes und Knochenatrophie gesellen. Die Diagnose ist eventuell durch Gelenkpunktion und Kapselprobeexcision zu sichern.

Differentialdiagnostisch ist gegen Infektarthritis und gegen den nicht seltenen Schulterrheumatismus, der durch häufige einseitige Abkühlung entstehen kann, gegen Arthrosis deformans und Periarthritis humeroscapularis Duplay abzugrenzen, welch letztere durch Schulterdistorsion mit Gelenkerguß zustande kommt; auch gelenknahe chronische Osteomyelitis, Gonorrhöe und Lues, neuropathische Gelenkerkrankungen und Sarkom können diagnostisch in Frage kommen.

Der Verlauf der Caries sicca ist sehr chronisch und überwiegend gutartig, während die eitrige Form böse Zerstörungen setzen kann. Bei Kindern kommt Schädigung der Epiphysenlinie und damit schwere Wachstumsstörung vor.

Die so gut wie immer konservative Behandlung stellt den Arm in Abduktionsstellung ruhig; zur dauernden Ruhigstellung des Schultergelenkes ist auch die extraartikuläre Arthrodese mit einem kräftigen Knochenspan mit gutem Erfolg angewendet worden; Armbewegung ist dann freilich nur noch beschränkt unter Mitgehen des Schulterblattes möglich.

20. Die Tuberkulose der Wirbelsäule.

Neben der Spina ventosa ist die Wirbelsäulentuberkulose die häufigste unter den Knochen- und Gelenktuberkulosen. In der ausländischen Literatur findet man noch häufig die bei uns vergessene Bezeichnung „mal Pottii", wie auch dort die Tuberkelbacillen vielfach B.K. = Bacilli Kochii" heißen; das Ausland ehrt also deutsche Gelehrte höher als wir selbst. Die Wirbelsäulentuberkulose tritt vorwiegend im ersten und zweiten Lebensjahrzehnt auf, wobei das frühkindliche Alter stark bevorzugt wird; im hohen Alter ist sie ganz selten. Lieblingssitz ist bei Kindern die mittlere und untere Brustwirbelsäule, bei Erwachsenen die obere Lendenwirbelsäule, doch werden auch andere Abschnitte, insbesondere der obere Teil des Kreuzbeins oft ergriffen. Der Befall mehrerer benachbarter Wirbel nebst den Zwischenwirbelscheiben ist bei Kindern häufig, seltener bei Erwachsenen; bei Kleinkindern ist der Befall mehrerer nicht benachbarter Wirbel nicht ganz selten. Während die Tuberkulose in der Regel in der Spongiosa an der Vorderfläche des Wirbelkörpers beginnt, erkranken beim Atlas (mal occipitale!) und Epistropheus zuerst Bögen und Gelenkfortsätze; der Epistropheus erkrankt öfter als der Atlas. Relativ häufig bestehen neben der Wirbelsäulentuberkulose noch andere Knochenerkrankungen, insbesondere Coxitis.

Die Wirbelkörpertuberkulose tritt als granulierende und als käsige Form auf; Granulationsgewebe baut die Knochenbälkchen ab, und es erscheint daher im Röntgenbild des Wirbelkörpers ein Defekt, während die Bälkchen der Verkäsung widerstehen und im Röntgenbild deshalb nur allenfalls die circumfokale Reaktionszone als Verdichtung zu sehen ist. Die beiden Tuberkuloseformen lassen sich zwar nicht immer sicher unterscheiden, doch ist solche Differenzierung wichtig, weil die käsige Ostitis stärker zur Erweichung neigt und der durch sie entstehende Absceß weitgehend das prognostische Bild beherrscht.

Die Diagnose der Wirbelsäulentuberkulose stützt sich, nachdem Allgemeinerscheinungen oder Schmerzen den Kranken zum Arzt geführt haben, in erster Linie auf den Untersuchungsbefund, will sagen auf die Stoß- und Klopfempfindlichkeit, die Schmerzhaftigkeit und etwaige Einschränkung der Bewegungen in allen Richtungen: der Vorwärts-, Rückwärts- und Seitwärtsbeugung, der Drehung bei festgehaltenem Becken und der Beckenbewegung bei maximaler beidseitiger Flexion im Hüftgelenk des liegenden Kranken. Ist schon ein Gibbus nachweisbar, so ist die Krankheit weit vorgeschritten, und zwar mindestens ein Wirbelkörper großenteils zerstört. Charakteristisch ist steife Haltung des Rückens und Vermeidung der Beugung; der Kranke geht in Kniebeuge, um einen Gegenstand vom Boden aufzu heben, wobei er sich mit den Händen auf den Oberschenkeln abstützt. Die Reflexe, besonders die Bauchdeckenreflexe, und die Sensibilität können frühzeitig Störungen zeigen und sind daher bei Verdacht sorgfältig zu prüfen. Der Röntgenbefund pflegt dem deutlichen klinischen Bild nachzuhinken; die Frontalaufnahme zeigt die Art und Ausdehnung des Prozesses meist viel deutlicher als die Sagittalaufnahme. Wichtig ist die Erkennung prävertebraler und paravertebraler Abscesse im Röntgenbild, die, auch von Röntgenologen, auffällig oft verfehlt wird.

Differentialdiagnostisch ist die Abgrenzung des spitzen Gibbus von der runden Kyphoskoliose meist nicht schwierig; doch wie ein Hysteriker auch mal somatisch krank wird, was man ihm dann meist nicht glaubt, so kann auch ein Kyphotiker mal an Wirbelsäulentuberkulose erkranken, und dann sind die Schwierigkeiten groß. Bemerkenswert ist, daß sich an der unteren Lendenwirbelsäule wohl die physiologische Lordose auffällig ausgleicht, aber kein Gibbus entsteht. Die Differentialdiagnose der Spondylosis deformans und der Arthrosis deformans stützt sich wesentlich auf das Röntgenbild und mag deshalb hier unerörtert bleiben; das gleiche gilt für die Diagnose der Wirbelfraktur und für die angeborenen Störungen der Sacralisation und der

Lumbalisation am 5. Lendenwirbel und am Kreuzbein. Recht schwierig kann im Anfang die Diagnose der bei Jugendlichen nicht seltenen Osteomyelitis in ihrer subakuten und chronischen Form sein; zuweilen kann erst im Laufe wiederholter Röntgenaufnahmen die Unterscheidung klar gestellt werden. Auch eine Spondylitis verschiedener infektiöser Ätiologie (Gonorrhöe, Typhus, aber auch fast alle anderen Infektionen) kann diagnostische Rätsel aufgeben, die nur der Fachmann, oft erst nach längerer Beobachtung, lösen kann. Schließlich kommt noch die Differentialdiagnose gegenüber den primären und den metastatischen Tumoren in Betracht, vor allem Sarkom, Carcinom und Lymphogranulomatose.

Der Verlauf der Wirbelsäulentuberkulose ist wesentlich abhängig von ihrer Form; bei der Spondylitis sicca, die keine Abscesse bildet, ist der Verlauf in der Regel ungestört, die Prognose gut, und die konservative Therapie feiert Triumphe. Selten einmal, daß Granulationsgewebe in den Wirbelkanal hineinwuchert und durch Druck auf das Rückenmark das schwere Krankheitsbild der Myelitis transversa zeitigt. Ganz anders die käsig-einschmelzende Spondylitis, die regelmäßig durch Absceßbildung kompliziert wird. Der prävertebrale oder paravertebrale Absceß wird der direkten Untersuchung nur an einer Stelle rasch zugänglich, und das ist die Rachenhinterwand beim retropharyngealen Halswirbelabsceß. Tastbar und damit direkt feststellbar wird er im übrigen erst als Senkungsabsceß, wenn er sich den je nach dem Sitz des Krankheitsherdes recht verschiedenen und oft sehr langen Weg an die Körperoberfläche gebahnt hat, immer in der Richtung des geringsten Widerstandes und in zweiter Linie der Schwere gemäß. Entwickelt sich der Absceß z. B. bei einem seiner Tuberkulose wegen bettlägerigen Kranken, so fällt die Schwere als richtunggebendes Moment weg; der geringste Widerstand bestimmt den Weg, und so kann von der Brustwirbelsäule aus ein Absceß am Hals auftreten und arg irreführen, da der vermutete Wirbelherd natürlich an der Halswirbelsäule, und zwar vergeblich gesucht wird; dann muß an der Brustwirbelsäule röntgenologisch weiter gesucht werden. Meist indessen erscheinen Abscesse, die von der Brustwirbelsäule ausgehen, wenn die Röntgenaufnahme nicht gar zu lange verabsäumt wird, zunächst spindelförmig oder bandförmig neben der Wirbelsäule; oft scheinen sie am Zwerchfell waagerecht abgeschnitten, wenn die Zwerchfellsperre noch nicht überwunden ist, aber nicht selten durchbrechen sie das Zwerchfell und werden zu Psoasabscessen. Abscesse können auch zwischen den Querfortsätzen oder den hinteren Rippenenden nach hinten durchbrechen und am Rücken an die Oberfläche treten; eben dort erscheinen auch Abscesse, die, selten einmal, von den Wirbelbögen oder von den Gelenk-, Quer- oder Dornfortsätzen kommen. Vom 12. Brustwirbel abwärts ändert sich das Bild; zwar können auch von hier aus Abscesse, dann Lumbalabscesse genannt, am Rücken erscheinen, aber das typische Bild ist der Senkungsabsceß, der an der Psoasscheide oder im M. ileopsoas selbst entlang wandernd, riesige Größe, bis zu mehreren Liter Inhalt, erreichen kann, und schließlich, unter dem POUPARTschen Bande durchbrechend, als Inguinalabsceß an die Oberfläche kommt. Seltener senkt sich der Eiter am M. iliacus entlang und bildet im Ileofemoral-, ja Poplitealabsceß eine diagnostisch schwierige Sonderform; und noch seltener wandert er retroperitoneal ins Becken und erreicht durch das Foramen ischiadicum am unteren Glutäusrand die Oberfläche.

Die Absceßbildung bei der Wirbelsäulentuberkulose macht sich im klinischen Bilde bemerkbar durch subfebrile oder höhere Temperaturen oder unregelmäßiges Fieber, immer durch höher werdende Blutsenkung und oft auch durch Änderungen im Blutbild; hier kann ein Ansteigen der Leukocytenzahl auf 10000 im Kubikmillimeter und darüber, oft auch Linksverschiebung mit Zunahme der stabkernigen Neutrophilen und fast immer der Monocyten eintreten, schließlich bei sehr großen Abscessen, wenn die Lymphocyten in Massen in den Absceßeiter abwandern, eine scheinbare Lymphopenie. War die Diagnose Wirbelsäuletuberkulose schon gestellt, so ist mit diesen Erscheinungen eigentlich sofort klar, was los sein mag, und es bleibt nur die Aufgabe, klinisch und vor allem röntgenologisch Sitz und Größe des Abscesses zu ermitteln. War aber die Diagnose Tuberkulose noch nicht gestellt, so sollten Fieberbewegungen unklarer Provenienz und jene oben erwähnten klinischen Allgemeinerscheinungen unter vielem anderen auch den Verdacht okkulter abszedierender Knochentuberkulose wachrufen, vor allem einer Wirbeltuberkulose, die unter solchen abszedierenden Tuberkulosen dominiert. Die Diagnose des tuberkulösen Abscesses wird leider nicht selten verfehlt; oft wird er für einen banalen Absceß gehalten und fälschlich incidiert. — Merkwürdig wenig Gebrauch gemacht wird, auch von Kliniken, Orthopäden und Röntgenologen, von der Kontrastfüllung punktierter Abscesse und tuberkulöser Fisteln, die oft phantastische Röntgenbilder bietet und in einem Labyrinth von anders nicht erkennbaren Fistelgängen den wahren Umfang der tuberkulösen Vorgänge aufzudecken vermag.

Die häufigste Komplikation des Verlaufs ist der Durchbruch des Abscesses nach außen, die Fistelbildung, denn nun ist die Mischinfektion nicht mehr zu vermeiden, die sich klinisch durch Fieber, stärkere Eiterung, hohe Leukocytenwerte im Blut, bis 15000 im Kubikmillimeter und darüber, bemerkbar macht. Während der Inhalt eines geschlossenen kalten Abscesses resorbiert werden und die Absceßwand unter Verkalkung ausheilen kann, gilt nun der alte chirurgische Grundsatz für das pus bonum et laudabile: ubi pus ibi evacua. Mit jeder Fistelverlegung tritt ein neuer Fieberschub auf; dann muß die Fistel mit Laminariastift oder blutig erweitert, ja gelegentlich der Absceß mit Taschenbildung breit eröffnet werden.

Eine schlimme Komplikation ist die Nervenwurzelschädigung, die nicht nur üble, je nach dem Sitz des Schadens sehr verschieden ausstrahlende Schmerzen verursacht, sondern auch oft zu irrigen Diagnosen verführt, unter denen Neuralgie und bei Einseitigkeit Ischias noch die harmlosesten sind, die aber gelegentlich auch zu unnützen Operationen verleitet; doppelseitige Ischias zwingt immer zur Annahme eines Wirbelprozesses. Schließlich können bei Nervenwurzelschädigung auch Querschnittssymptome auftreten, die sich aber bei konservativer Behandlung oft zurückbilden.

Jedoch der schrecklichste der Schrecken ist die ausgesprochene Myelitis transversa. Es wurde schon erwähnt, daß ein Hineinwuchern von tuberkulösem Granulationsgewebe in den Wirbelkanal das Rückenmark komprimieren kann. Dasselbe tritt ein, wenn tuberkulöser Eiter von der Rückseite des Wirbels oder von einem Bogen aus die Dura mater abhebt und das Rückenmark direkt quetscht oder Ödem der Rückenmarkhäute verursacht oder, wenn, selten einmal, der zusammenbrechende Wirbel selbst einen solchen Druck ausübt. Spastische, später schlaffe Lähmungen bilden bei Quetschung des Rückenmarks das Querschnittssyndrom, während bei Tuberkulose der Lendenwirbel das sog. Caudasyndrom von vornherein mit schlaffen Lähmungen einsetzt. Tonische und klonische Krämpfe, Blasen- und Mastdarmlähmung entwickeln im weiteren Verlauf ein grauenvolles Krankheitsbild von verhängnisvoller Prognose.

Der Verlauf der Spondylitis hängt von dem Charakter der vorliegenden Tuberkulose ab, insbesondere von anderweiter Herdsetzung und von der Absceß- und Fistelbildung. Eine nicht abszedierende isolierte Tuberkulose eines oder selbst mehrerer Wirbel, die wir nicht selten bei Kindern gesehen haben, hat eine leidlich gute Prognose. Ich untersuchte einen Mann, der als Kind jahrelang an Wirbeltuberkulose behandelt worden war; er hatte einen beträchtlichen Gibbus und die Röntgenaufnahme zeigte Blockbildung nach Zerstörung von zwei Wirbelkörpern, und dieser Mann hatte 4 Jahre lang den ersten Weltkrieg als Infanterist in vorderster Front mitgemacht. Und ich sah einen anderen Mann, der als Kind nur mehrmals je eine Reihe von Wochen bettlägerig gewesen und innerlich behandelt worden war; er hatte einen mächtigen Gibbus und nach der Röntgenaufnahme Blockbildung aus drei Wirbeln, was ihn aber nicht hinderte, als Vorarbeiter mit der schweren Ramme Pflasterarbeiten zu machen. Die Ausheilung der abszedierenden und besonders der fistelnden Wirbelsäulentuberkulose macht viel größere Schwierigkeiten und wird bei Erwachsenen noch öfter nicht erreicht als bei Kindern. Die Unterschiede des Verlaufs sowie die Komplikationen der Mischinfektion, der Nervenwurzel- und Rückenmarkquetschung und einer Wiederholung der hämatogenen Streuung (Meningitis bei Kleinkindern!) gestalten die Prognose der Wirbelsäulentuberkulose, bei der mit einer Letalität von etwa 30% im Durchschnitt zu rechnen ist, im ganzen doch recht ernst.

Die Behandlung ist im allgemeinen konservativ. Die korrekte Lagerung auf hartem Häckselkissen, besser noch in der Gipsschale, mit kunstgerechter Redression des Gibbus ist das Kernstück der Therapie, die z. B. v. FINK in Dresden meisterhaft handhabt; Freiluftkur mit Sonnenbestrahlung treten daneben schon zurück; und wenn schon das Gebirgsklima Vorteile bietet, so hat doch der Barometerdruck keine entscheidende Bedeutung, wie glänzende Behandlungserfolge in der Ebene beweisen. *Es kommt eben bei jeder Therapie immer mehr auf den Arzt an, der sie anwendet, als auf äußere Faktoren.* Die konservative Behandlung erfordert 2—4 Jahre, wobei die zwei nur für die Caries sicca und nur bei Kindern gilt; und jahrelang wird noch das Tragen eines Schienenkorsetts notwendig sein, von dem sogar manchmal der Expatient, besonders wenn die Versicherung die hohen Kosten trägt, schwer zu entwöhnen ist. Operative Therapie ist in mancherlei Form versucht worden; die Schienung der Wirbelsäule, zuerst ausgeführt durch FRITZ LANGE mit körperfremdem Material, wurde sehr bekannt durch die Verbesserung der Methode durch ALBEE, der sich eines Tibiaspans bediente. In Amerika, Frankreich und Skandinavien hat das Verfahren unter den Chirurgen viele Anhänger. In Deutschland ist man kritischer; mir scheint eine Überlegenheit solcher Operation gegenüber der konservativer Therapie statistisch nicht bewiesen, doch wird eine wesentliche Abkürzung der Behandlungsdauer oft erreicht, was natürlich ein großer Vorteil ist. — Anders liegt die Frage operativen Vorgehens bei Myelitis transversa. Tritt eine Besserung der Querschnittssymptome in Monaten nicht ein, so liegt für den Chirurgen eine zwingende Indikation vor, der er sich nicht entziehen kann; der leider sehr hohen Letalität dieser Operationen steht in der Beseitigung der Lähmungen eine stattliche Reihe guter Resultate und in der Heilung der Tuberkulose eine bescheidenere Quote glänzender Erfolge gegenüber. Und einen anderen Weg der Rettung von überaus qualvollem Tode gibt es bisher nicht.

Von den Abscessen ist nur kurz zu sagen, daß sie um Himmels willen nicht incidiert werden dürfen; denn indem der Arzt zum Messer greift, setzt er indirekt selbst die gefährliche Mischinfektion. Größere Abscesse sollen punktiert werden, was recht oft noch den Spontandurchbruch nach außen, selten auch nach Hohlorganen verhindert, womit dieser oft einfache Eingriff die Heilung der Tuberkulose einzuleiten, zuweilen gar das Leben zu retten vermag.

Anhang.
Die Tuberkulose der Muskeln, Sehnen, Sehnenscheiden und Schleimbeutel.

Die Tuberkulose der Muskeln ist selten; die der Sehnen außerordentlich selten; auf beide soll daher hier nicht näher eingegangen werden. Anders steht es mit der Tendovaginitis tuberculosa, die immerhin nicht ganz selten ist; sie befällt vorzugsweise die Sehnenscheiden der Hände, und zwar besonders gern die gemeinsame Sehnenscheide des Musculus flexor digitorum communis und entsteht meist hämatogen, und zwar als isolierte Tuberkulose, selten von einem benachbarten Knochenherd aus.

Die Sehnenscheidentuberkulose beginnt schleichend mit weicher fluktuierender Schwellung; Schmerzen fehlen fast immer und die Funktion bleibt bei dem immer sehr chronischen Verlauf oft lange Zeit ganz ungestört. Die charakteristischen Reiskörperchen können durch Knirschen und Reiben nachweisbar werden. Die Diagnose kann im Beginn sehr schwierig sein, klärt sich aber durch den chronischen Verlauf, der andere Ätiologie kaum noch in Erwägung bringt. Schwerere Formen zeichnen sich durch Übergang in Eiterung, Fistelbildung und Zerstörung der Sehnen unvorteilhaft aus. Bei der Behandlung neigen die Chirurgen, denen solche Fälle hauptsächlich zu Gesicht kommen, wohl mit Recht zur Operation in Verbindung mit konservativen Maßnahmen; Allgemeinbehandlung, Ruhigstellung auf Zeit, Heliotherapie. Die Behandlung mit Röntgenstrahlen zeitigt anscheinend recht ungleiche Resultate. Die kombinierte Behandlung erreicht bei rechtzeitigem Einsatz bis 70% Heilungen ohne oder mit geringer Funktionsstörung. Die Prognose der Sehnenscheidentuberkulose ist quoad vitam gut, für die Funktion vom Zeitpunkt des Einsatzes sachgemäßer Behandlung, vor allem der Operation, und von der Form der Tuberkulose abhängig.

Die Bursitis tuberculosa kommt wohl in all den zahlreichen Schleimbeuteln des Körpers gelegentlich einmal vor, ist aber im ganzen selten. Auch diese Tuberkulosen beginnen unbemerkt oder unbeachtet und entwickeln sich schleichend, bis eine fluktuierende, kaum schmerzhafte Schwellung sichtbar oder fühlbar wird; Reiskörperchen können bemerkbar werden. Die Diagnose der Bursitis ist für den Erfahrenen in der Regel nicht schwierig, aber die Feststellung des tuberkulösen Charakters um so mehr. Der Verlauf der Schleimbeuteltuberkulose ist immer sehr chronisch, die Prognose überwiegend gut. Der nicht mischinfizierte tuberkulöse Schleimbeutel soll möglichst geschlossen exstirpiert werden. Mischinfizierte fistelnde Tuberkulosen erfordern oft sehr langwierige chirurgische Behandlung.

21. Die Urogenitaltuberkulose

umfaßt die Tuberkulose der Nieren und der Harnwege sowie die der männlichen und weiblichen Geschlechtsorgane.

A. Die Tuberkulose der Harnwege.

Bei der Tuberkulose der Harnwege, die sich in großem Material bei 2—5% der Obduktionen findet, ist die Niere so gut wie immer das hämatogen primär erkrankte Organ. Aufsteigende Tuberkulose der Harnwege von der Blase zur Niere hin kommt, wenn überhaupt, äußerst selten vor; für die Erkrankung der zweiten Niere, über deren Häufigkeit die Angaben zwischen 12—60% schwanken, wird allerdings von einigen Autoren der retrograde Weg angenommen. Die Tuberkulose der Nieren kommt zwar vom Kindesalter bis ins höhere Alter vor, bevorzugt aber das 2.—4. Lebensjahrzehnt; Männer erkranken etwas häufiger an Nierentuberkulose als Frauen.

Zur Klinik der Tuberkulose der Harnwege ist zu bemerken, daß die Störungen des Allgemeinbefindens und allgemeine Krankheitserscheinungen wie Fieber, Abmagerung usw. auch bei schwerer käsiger Nierentuberkulose völlig und dauernd fehlen, ja solche Kranke geradezu blühend aussehen können; eher treten schon mal frühzeitig Kopfschmerzen, Appetitlosigkeit und ziehende Schmerzen in den Beinen auf. Wegweisend sind bei der Tuberkulose der Harnwege schließlich nicht Beschwerden an den fast immer zuerst befallenen Nieren, sondern regelmäßig Störungen der Blasenfunktion, und zwar merkwürdigerweise schon zu einem Zeitpunkt, wo die Blasenspiegelung noch einen ganz normalen Befund bietet. Blasenbeschwerden müssen deshalb immer die Aufmerksamkeit des Arztes auf eine etwaige Nierentuberkulose lenken und Anlaß zu genauer Untersuchung in dieser Richtung geben. Diese Blasenbeschwerden können nicht nur schleichend und hartnäckig, sondern auch bei Tuberkulose mal ganz akut auftreten; Blasenbeschwerden als Initialsymptom der Nierentuberkulose werden von den meisten Autoren auf 70—90% bemessen, von anderen aber auch erheblich niedriger. Sie bestehen in Harndrang (Pollakisurie), der wechselnd auftritt und sich bis zur Unerträglichkeit steigern kann; ein zweites kardinales Blasensymptom ist Schmerzhaftigkeit (Dysurie), wozu in weiterem Verlauf noch Abnahme der Kapazität der Blase, Inkontinenz und Harnverhaltung treten können. Von Symptomen von seiten der Niere tritt als erstes Schmerzhaftigkeit auf, die oft lange Zeit für Hexenschuß gehalten wird. Die Schmerzen können aber auch, akut und mit größter Heftigkeit auftretend, das typische Bild einer Nierenkolik bieten; solche Anfälle können auch bei Harnleitertuberkulose durch Stenosierung vorgetäuscht werden.

Ist bei der Untersuchung eines Kranken der Verdacht auf eine Nierentuberkulose aufgetaucht, so ist selbstverständlich die Untersuchung des Urins erste Aufgabe. Das wichtigste Symptom ist die Hämaturie, bei etwa 10% der Nierentuberkulose Initialsymptom, fast immer von der Niere ausgehend, erst in späteren Stadien auch mal von tiefen Blasengeschwüren. Die Blutung kann makroskopisch erkennbar sein, doch muß bei Verdacht auch mikroskopisch nach Erythrocyten gefahndet werden und schon vereinzeltes Vorkommen argwöhnisch machen und Anlaß geben zu häufiger Kontrolle. Die Hämaturie ist natürlich differentialdiagnostisch abzugrenzen gegen die Glomerulonephritis, bei der bekanntlich Blutbeimengungen zum Urin regelmäßig auftreten. Bei der Glomerulonephritis steigt der Blutdruck schon frühzeitig an, bei der Nierentuberkulose aber erst im vorgeschrittenen Stadium doppelseitiger Erkrankung. Bei der chronischen Nephritis treten Augenhintergrundveränderungen in Form der charakteristischen Retinitis albuminurica auf, während bei beginnender Nierentuberkulose gelegentlich Chorioidaltuberkel die Diagnose klären. Der Urin Nierentuberkulöser enthält filtriert nur geringe Mengen Albumen, kaum mal über $^1/_4\,^0/_{00}$, aber größere Mengen von Eiterkörperchen kommen bei Nierenbecken- und Blasentuberkulose oft vor. Im Gegensatz zur unspezifischen Harnblasenentzündung enthält der Harn nicht viel Bakterien, aber um so wichtiger und endgültig entscheidend ist die Suche nach Tuberkelbacillen, die bei Verdacht immer zu veranlassen ist; natürlich muß der Verwechslung mit säurefesten Stäbchen, die im Smegma regelmäßig gefunden werden, durch Entnahme des Urins mit dem Katheter vorgebeugt werden. Im Ausstrichpräparat findet man Tuberkelbacillen nur bei Nierenbecken- und geschwüriger Blasentuberkulose und deshalb muß regelmäßig der Kulturversuch angesetzt werden, für den größere Harnmengen zu benutzen sind, deren Sediment durch Zentrifugieren in Portionen angereichert wird. Die Ansichten über die Zuverlässigkeit des Kulturversuchs im Vergleich zum Tierversuch gehen zwar noch auseinander, doch wird in neuerer Zeit zunehmend anerkannt, daß der Kulturversuch die Zuverlässigkeit des Tierversuchs erreicht; sicherlich wird der Höchstwert der positiven Resultate durch Ansetzung beider Versuche erreicht, doch kann auf den Tierversuch, der in der heutigen Notzeit kaum irgendwo möglich ist, mit gutem Gewissen verzichtet werden.

Mit der Einsendung des Materials zum Kulturversuch wird die diagnostische Leistung des praktischen Arztes im allgemeinen beendigt sein. Vielleicht wird der eine oder andere Praktiker die zur weiteren Aufklärung notwendige Cystoskopie selbst vornehmen und feststellen wollen, ob die Blase Zeichen einer tuberkulösen Erkrankung bietet. Aber abgesehen von den allgemeinen Schwierigkeiten einer Cystoskopie und den besonderen durch eine oft schon frühzeitig herabgesetzte Blasenkapazität, erfordert die Beurteilung des cystoskopischen Bildes doch schon große Erfahrung. Die für Tuberkulose typische Entzündung um die Uretermündung nebst deutlichen Tuberkeln ist keineswegs regelmäßig zu finden, vielmehr ist nicht selten die Blasenschleimhaut diffus erkrankt, und selbst wenn Geschwüre zu erkennen sind, kann doch deren Charakter zweifelhaft sein. Die Cystoskopie wird deshalb am besten dem Facharzt überlassen, dem selbstverständlich die schwierigeren Methoden der Funktionsprüfung der Nieren durch Indigokarmininjektionen in die Blutbahn, die Uretersondierung zur Trennung der Nierenharne und die intravenöse deszendierende und die retrograde aszendierende Pyelographie mit röntgenologischer Darstellung der Nierenbecken zufallen. Erst durch diese Methoden kann festgestellt werden, in welchem Grade die Nieren erkrankt sind und vor allem, ob nur eine Niere krank und die andere praktisch gesund und leistungsfähig ist, auch ob und in welchem Grade Ureteren und Blase bereits ergriffen sind. Differentialdiagnostisch können unspezifische Pyelonephritis, Glomerulonephritis und, besonders bei anderweiter Organtuberkulose, Amyloidnephrose, Steinniere, Tumor und paranephritischer Absceß in erster Linie in Frage kommen; auch diese Fragen wird der Facharzt zu klären haben.

Die Prognose der Tuberkulose der Harnwege ist immer recht ernst, zumal sehr viele Fälle zu spät für die einzig wirksame Therapie, die Nephrektomie, entdeckt werden. Von den nicht operierten, zum Teil wegen doppelseitiger Erkrankung inoperablen Kranken sterben in normalen Zeiten nach größeren Statistiken etwa ein Drittel innerhalb von 2 Jahren, ein weiteres Drittel in den nächsten 3 Jahren, während sich vereinzelt Abläufe bis zu 20 Jahren hinziehen können. Unter heutigen Verhältnissen scheint der Ablauf erheblich verkürzt zu sein.

Mit konservativer Therapie ist bei der Tuberkulose der Harnwege kaum etwas zu erreichen; die Tuberkulintherapie, die Goldbehandlung, die Röntgenbestrahlung und Diätversuche (GERSON, HERRMANNSDORFER) haben nur in den Händen einzelner Autoren angeblich gute Erfolge verzeichnet, im großen ganzen aber versagt. — Die übliche Heilanstaltsbehandlung einschließlich Sonnenbestrahlung sind wichtige Nachbehandlungsmethoden der einzig erfolgreichen Behandlung, der Nephrektomie bei noch einseitiger Nierentuberkulose; aber der tuberkulöse Prozeß kann inoperabel sein, wenn er doppelseitig, weit vorgeschritten, rasch fortschreitend befunden oder mit anderweiter Tuberkulose oder anderweiten Leiden kompliziert ist. Und in solcher Situation versagt auch diese Therapie.

Für die Nephrektomie ergab sich nach einer Zusammenstellung über etwa 3000 Operationen früher eine Operationsmortalität von 7%, in neuerer Zeit aber von nur etwa 2,5%; die Gesamtmortalität, zum größeren Teil durch anderweite Organtuberkulosen bedingt, bewegt sich um 30%. Dem praktischen Arzt ist dringend zu empfehlen, mit einem Versuch konservativer Therapie nicht unnütz Zeit zu verlieren, sich vielmehr bei jedem Verdacht auf eine Tuberkulose der Harnwege sogleich an den Urologen zu wenden, um die Frage der Möglichkeit der lebenrettenden Nephrektomie zu klären, ehe es zu spät ist. Auch die Therapie und Prognose der Tuberkulose der Harnleiter und der Harnblase ist ganz und gar von der rechtzeitigen Nephrektomie abhängig. Für die inoperablen Fälle bleibt allein eine symptomatische, Beschwerden lindernde Therapie, die sich im letzten Stadium ausgiebig der Narkotica bedienen muß.

B. Die Tuberkulose der Geschlechtsorgane des Mannes.

Häufiger als bei der Frau tritt beim Mann die Tuberkulose der Geschlechtsorgane in Verbindung mit einer Tuberkulose der Harnwege auf; die Angaben über das gemeinsame Auftreten der Erkrankungen beider Systeme schwanken in neueren Statistiken etwa zwischen 30 und 60%. Diese Erfahrung lehrt, daß bei Feststellung einer Tuberkulose der Harnwege oder des Genitales immer der andere Apparat genauestens zu untersuchen ist, um eine etwa notwendige Behandlung rechtzeitig einzuleiten, was insbesondere für eine Frühoperation gilt. Am häufigsten ist zuerst der Nebenhoden befallen, doch werden in 50—70% solcher Fälle Prostata und Samenblase erkrankt befunden, womit der Ort des ersten Befalls ungeklärt bleibt. Während für die Tuberkulose der Harnwege eine aszendierende Entwicklung entgegen dem Harnstrom im allgemeinen abgelehnt wird, halten sich nach neuerer Anschauung bei der Tuberkulose des Genitalapparates die hämatogene genitoprimäre Erkrankung des Nebenhodens und die genitosekundäre Erkrankung von Prostata und Samenblase etwa die Waage. Die Tuberkulose des Sexualapparates bevorzugt beim Mann das 2. und 3. Lebensjahrzehnt; für die doppelseitige Erkrankung werden 30—70% angegeben.

Das klinische Bild zeigt gelegentlich ganz akuten Beginn, was die Verwechslung mit akuten Infekten natürlich sehr nahelegt und die Erkennung der wahren Natur der Erkrankung außerordentlich erschwert. Häufiger setzt die Tuberkulose schleichend ein und kann der Aufmerksamkeit des Kranken längere Zeit entgehen, aber auch nach Feststellung eines Knotens im Hoden kommen die Kranken, wenn Schmerzen fehlen, oft längere Zeit nicht zum Arzt. Die Diagnose der Nebenhodentuberkulose mit dem typischen Befund mehr-minder druckempfindlicher Knoten im Schweif des Nebenhodens macht meist keine Schwierigkeiten, doch kann bei hochakutem Beginn die Abgrenzung gegen gonorrhoische und unspezifische Epididymitis schon mißlich sein. Stützen für die Annahme einer Tuberkulose geben neben der differentialdiagnostischen Ausschaltung der Gonorrhöe und einer septischen Infektion des Nebenhodens die Feststellung einer knötchenförmigen rosenkranzartigen Verdickung des Samenleiters, oder eine Tuberkulose der Prostata und der Samenblase (deshalb immer Rectaluntersuchung!), einer progredienten Tuberkulose der Harnwege, vor allem der Blase und schließlich auch eines anderweiten, namentlich eines extrapulmonalen progredienten tuberkulösen Herdes im Organismus. Die Tuberkulinprobe und die Komplementbindungsreaktion geben bei der Genitaltuberkulose kein ausreichend zuverlässiges Resultat, doch kann in schwierigen Fällen die wiederholte Untersuchung des Harns auf Tuberkelbacillen im Kultur- oder Tierversuch die Diagnose sichern.

Die Genitaltuberkulose kann vom stürmischen bis zum exquisit chronischen Ablauf höchst wechselvolle Krankheitsbilder bieten; unter den heutigen Verhältnissen stehen leider auch hier die schnelleren Abläufe im Vordergrund. An Komplikationen steht an erster Stelle die Fistelbildung am Nebenhoden nach außen, an der Samenblase nach außen oder nach dem Rectum und an der Prostata nach außen oder nach der Harnröhre; Mischinfektionen können zu allgemeiner Sepsis führen. Auch dieser tuberkulöse Prozeß endet nicht selten in der Meningitis. Die Prognose ist immer ernst.

Die Therapie der Tuberkulose der männlichen Sexualorgane ist ganz und gar von der Lokalisation abhängig. Bei der Nebenhodentuberkulose ist die Aufgabe vorwiegend operativ, vorausgesetzt, daß eine Beteiligung anderer Sexualorgane und auch eine Tuberkulose der Harnwege sowie anderer Organsysteme mit genügender Sicherheit ausgeschlossen werden kann. Fühlt sich der Praktiker dieser diagnostischen Aufgabe gewachsen, so soll er sie unternehmen, doch wird um eine Cystoskopie oft nicht herumzukommen sein; er könnte dann immerhin die notwendigen Untersuchungen bis auf die Cystoskopie selbst durchführen. Liegt eine isolierte Nebenhodentuberkulose vor, so ist die Methode der Wahl die Operation, und zwar die Epididymektomie, nicht die einseitige Katastration, die nur ausgeführt wird, wenn sich bei der Operation zeigt, daß die Tuberkulose bereits auf den Hoden übergegriffen hat. Wird klinisch festgestellt, daß bereits mehrere Sexualorgane, vor allem Prostata und Samenblase oder gar der andere Nebenhoden tuberkulös erkrankt sind, so kommt eine operative Behandlung nicht in Frage; sie ist zwar wiederholt versucht worden, aber das Ergebnis war schlecht, während für die Epididymektomie 70—80% Heilungen angegeben werden. Auch wenn sich schon eine vom Nebenhoden ausgehende Fistel gebildet hat, kann unter Ausschneidung der Fistel noch Heilung erreicht werden; wird der Samenleiter erkrankt befunden, so kann die Operation auch noch Heilung bringen, wenn nur sein oberer Teil ergriffen ist.

Die Samenblasen sind an der Tuberkulose des Sexualapparates außerordentlich häufig beteiligt, die Prostata in ein bis zwei Drittel der Genitaltuberkulosen. Beide Organe erkranken meist schleichend und können bei noch negativem Palpationsbefund überhaupt nicht erkannt und deshalb leider mit vollkommener Sicherheit auch nicht ausgeschlossen werden. Eine operative Entfernung der erkrankten Organe wird von der Mehrzahl der Urologen abgelehnt, weil sie mit einer zu hohen Operationsmortalität und zu vielen Komplikationen, namentlich der Bildung von Fisteln belastet ist. Die Tuberkulose der Harnröhre und der COWPERschen Drüsen sind recht seltene Erkrankungen.

Die oft allein mögliche konservative Behandlung bei der Tuberkulose der männlichen Sexualorgane gibt leider nur recht geringe Heilungschancen. Wie bei der Tuberkulose der Harnwege, so wird auch bei der Tuberkulose der männlichen Geschlechtsorgane mit der konservativen Behandlung eine Heilung, ja selbst eine Besserung, kaum zu erreichen sein. Die Tuberkulintherapie, die Goldbehandlung und die Diättherapie versagen nach der Ansicht der Mehrheit der Urologen und der Tuberkuloseärzte. Vor der Röntgentherapie, die wohl einige Aussicht auf lokalen und auch indirekten Erfolg böte, muß gewarnt werden, da sie zum Verlust der Potenz und dadurch zu schwerster somatischer und psychischer Schädigung des Kranken führt. Die Sonnenbestrahlung ist in der Hauptsache die beste Form der Nachbehandlung nach Epididymektomie; bei der inoperablen Genitaltuberkulose des Mannes liegen die Dinge etwas günstiger als bei der Tuberkulose der Harnwege, indem die allgemeine Sonnenbestrahlung durch lokale Bestrahlung ergänzt werden kann, was besonders bei fistelnder Tuberkulose Erfolg verspricht. Man soll sie deshalb, kombiniert mit der üblichen Heilanstaltsbehandlung, bei nicht allzu ungünstigen Fällen immer versuchen.

Die Prognose der Genitaltuberkulose ist immer ernst; sie kann zwar auch mal sehr chronisch verlaufen, aber viele dieser Formen schreiten, heute zumal, unaufhaltsam fort und nicht wenige auch von ihnen enden in der Meningitis.

C. Die Genitaltuberkulose der Frauen

macht etwa 2—3% der Aufnahmen in Frauenkliniken, etwa 10% und darüber der Operationsbefunde aus; in großen Obduktionsreihen werden 2—3% gynäkologische Tuberkulosen gefunden. Die Genitaltuberkulose befällt alle Lebensalter, bevorzugt aber das geschlechtsreife Alter vom 15.—50. Lebensjahr mit einem Gipfelpunkt im 3. Jahrzehnt; manche Autoren wollen 20% dieser Erkrankungen bei Kindern gefunden haben. Die Tuberkulose befällt allermeist (80—90% der Erkrankungen) zuerst die Tuben; es folgen der Uterus mit einer Beteiligung bis 60%, die Ovarien mit etwa 30% (12—60%), während der

Cervix selten, Vagina und Vulva extrem selten ergriffen werden. Die Tuberkulose nimmt also gegen den Beckenausgang an Häufigkeit stark ab; die intracanaliculäre Abgrasung der Organe folgt der Sekretstromrichtung. Dieser Verteilung der Ansiedelung des Infekts entspricht die Erfahrung, daß am Genitale der Frau Erstansteckungen an Tuberkulose, also primäre Tuberkulose äußerst selten und auch Zweitansteckungen sehr selten gefunden werden. Häufigste Entstehungsweise ist ohne Zweifel die hämatogene Infektion vom entfernten, meist pulmonalen Erstansteckungsherd ausgehend. Daneben spielt eine gewisse Rolle die Infektion der Tuben, die ja mit dem Peritonealraum in offener Verbindung stehen, von einer Bauchfelltuberkulose aus; dabei bleibt aber oft ungeklärt, ob bei einer Vergesellschaftung beider Prozesse von etwa 30% die Peritonealtuberkulose auf die Tuben übergriff oder umgekehrt.

Das klinische Bild der Genitaltuberkulose der Frau hat rein gar nichts Charakteristisches. Bei dem seltenen akuten Beginn wird oft zunächst gar nicht an Tuberkulose gedacht und der regelrechte schleichende Beginn ist oft so symptomarm, daß der Träger von solch heimlichem Geschehen wenig oder nichts bemerkt, der Termin des Beginns im Dunkeln bleibt und gelegentlich recht große tuberkulöse Adnextumoren zufällig entdeckt werden. Treten Allgemeinerscheinungen auf, so sind es die atypischen jedes schleichenden Tuberkulosebeginns; öfter führen lokale Erscheinungen der gynäkologischen Trias: Schmerzen, Menstruationsstörungen, Ausfluß, noch öfter vielleicht Sterilität, die Kranken zum Arzt.

Bei dieser Sachlage hat die Diagnostik einen schweren Stand. Zunächst einmal muß der Arzt bei unklaren Allgemeinerscheinungen nicht nur an das nächstliegende, eine Lungentuberkulose, denken, sondern auch an eine anderweite Organtuberkulose, an sie auch denken bei allen Lokalerscheinungen, deren Ätiologie nicht einwandfrei zu klären ist. Verstärkt wird der Verdacht durch Tuberkulose anderer Organe; durch Infantilismus, der in enger Beziehung zur Genitaltuberkulose, namentlich zur bereits in der Kindheit erworbenen steht, und durch den Lokalbefund größerer Tumoren, die sich symptomarm entwickelt haben und wenig druckempfindlich sind. Bei der Schwierigkeit der exakten Diagnose einerseits und ihrer Wichtigkeit andererseits pflege ich die Probelaparotomie zu empfehlen, wenn nicht Kontraindikationen solche endgültige Klärung unmöglich machen; besteht eine nicht zu schwere Lungentuberkulose, so braucht sie keine Kontraindikation für die Operation abzugeben, doch ist in diesen Fällen eine Äthernarkose als gefährlich (Aspirationspneumonie) zu vermeiden. Vor der diagnostischen Abrasio wird von der Mehrzahl der Gynäkologen wegen der Gefahr der Verschlimmerung bis zur Miliartuberkulose gewarnt, die intrauterine Probeexcision bei sehr vorsichtiger Cervixdilatation dagegen zugelassen.

Spontanheilungen der Genitaltuberkulose der Frauen kommen vor, sind aber selten und dürften kaum einmal mit der Erhaltung der Generationsfähigkeit zustande kommen; solche Spontanheilungen sind gelegentlich Scheinergebnisse der rein konservativen Therapie. Die rein konservative Behandlung erzielt ihre besten Erfolge mit Hilfe der Sonnenbestrahlung, die im Hochgebirge bis 50% Heilungen erreicht; die Ergebnisse im Mittelgebirge und im Tiefland dürften bescheidener sein, doch haben wir im Tiefland nicht so selten mit der Sonnenbestrahlung Heilungen postoperativer Fisteln, auch kombinierter Kot- und Blasenfisteln erreicht. Mit der Probelaparotomie allein wird hie und da ein Erfolg erzielt bei Tuberkulosen, die auf das Peritoneum übergegriffen haben oder von dort aus die Tuben ergriffen. Die moderne deutsche Gynäkologie bevorzugt im allgemeinen die sog. konservative Operation, das will sagen die Resektion der Adnextumoren, also in der Regel der Tuben, mit Erhaltung der Ovarien und des Uterus; der letztere, oft miterkrankt, überwindet nach Wegfall der aus den Tuben den Uterus überschwemmenden Eiterung die Tuberkulose oder wird mit vorsichtigem Curettement angegangen. Nach unseren Erfahrungen, die denen der führenden Gynäkologen entspricht, ist bei den Operationen die Lösung von Verwachsungen strikt zu vermeiden, da sie regelmäßig zur Bildung immer sehr fataler Fisteln führt. — Manche Gynäkologen empfehlen die Radikaloperation; aber ein Ovarium sollte immer zurückgelassen werden, um das für die Frau höchst peinvolle vorzeitige Klimakterium und die mit dem Erlöschen der Libido oft verbundene Gefährdung der Ehe zu vermeiden.

22. Die Tuberkulose des Peritoneums und des Perikards

werden hier als in ihrem Wesen verwandte Serosatuberkulosen zusammengefaßt, während die ebenfalls in diese Gruppe Polyserositis gehörige Pleuratuberkulose wegen ihrer engen Beziehungen zur Lungentuberkulose bei dieser eingefügt ist.

A. Die Tuberkulose des Peritoneums

wird bei 1—5% aller Obduktionen gefunden, ist also eine recht häufige Krankheit. Bevorzugt werden Kinder und Erwachsene bis ins 3. Lebensjahrzehnt befallen, und zwar Frauen etwas häufiger als Männer, was auf das Übergreifen einer Tuberkulose der Tuben auf das Peritoneum zurückzuführen ist. Die meisten Bauchfelltuberkulosen sind nicht isolierte Erkrankungen; wurden doch die Lungen bis zu 80% beteiligt gefunden. Bei Kindern ist in etwa der Hälfte der Fälle der Typus bovinus Urheber einer Bauchfelltuberkulose. Anatomisch werden drei Formen unterschieden: die Peritonitis tuberculosa exsudativa, die etwa zwei Drittel der Fälle umfaßt, die Peritonitis sicca fibrinosa, nicht ganz ein Drittel der Erkrankungen ausmachend, und die bösartige Peritonitis caseosa, die zum Glück nur bei 4% gefunden wird. Diese Formen sind nicht scharf voneinander getrennt, gehen vielmehr ineinander über; klinisch ist die Unterscheidung namentlich der fibrinösen und der käsigen Tuberkulose mit Sicherheit nur möglich, wenn sie bei Operation zu Gesicht kommt.

Die Bauchfelltuberkulose, gleich welcher Form, beginnt klinisch meist schleichend mit uncharakteristischen Allgemeinerscheinungen der öfter erwähnten Art und unklaren örtlichen Beschwerden und Symptomen, unter denen diffuse Schmerzen und Durchfälle, seltener Verstopfung, am ersten auffallen. Gerade dieser schleichende Beginn sollte den Verdacht sogleich auf eine Tuberkulose lenken. Der akute, ja sogar hochakute Beginn einer Peritonealtuberkulose ist jedoch nicht ganz selten, und gerade solcher Beginn ist geeignet den Arzt irrezuführen, und zwar meist zur Annahme einer Appendicitis oder Perforationsperitonitis; dieser Irrtum ist verzeihlich, und er stiftet auch keinen Schaden, da die Probelaparotomie ein verhältnismäßig kleiner Eingriff ist, der den Vorteil bietet, die Diagnose sofort richtig zu stellen und die sachgemäße Behandlung herbeizuführen.

Die Peritonitis exsudativa tritt zwar meist schleichend auf, doch ist unregelmäßiges niedriges bis mittleres Fieber in ihrem Beginn fast die Regel und der akute Beginn gerade bei ihr nicht selten; bei Kindern macht der akute Beginn 25% der Fälle aus. Während bei Kindern das Exsudat über 200 ccm betragen muß, um überhaupt nachweisbar zu sein, kann bei Erwachsenen ein Erguß bis zu 1 Liter dem physikalischen Nachweis entgehen. Die Größe des Ergusses ist sehr ungleich, bis zu 12 Liter Exsudat sind beobachtet, und prognostisch ist mit der Exsudatgröße nicht viel anzufangen, aber therapeutisch geben große Ergüsse natürlich die Anzeige zur Entleerung durch Punktion oder breite Eröffnung. Die Diagnose der exsudativen Peritonitis bietet meist keine Schwierigkeiten; im gefärbten Präparat eines Probepunktats werden aber Tuberkelbacillen, deren Nachweis die Diagnose sichern würde, ziemlich selten gefunden, und selbst der Tierversuch läßt bis zu 50% im Stich. Diagnostisch wichtig ist aber der lymphocytäre Charakter des Ergusses. Wird der Erguß durch Trokar abgelassen und durch Luft ersetzt, so kann man ein Cystoskop oder ein Thorakoskop, ja es gibt sogar ein spezielles Laparoskop, durch den Trokar führen, das Peritoneum besichtigen und die Diagnose autoptisch stellen. Differentialdiagnostisch kann, außer der akuten Peritonitis bei akutem Beginn, die Abgrenzung von einer Tuberkulose der Mesenterialdrüsen, der Tuben oder auch des Darmes Schwierigkeiten machen, bei Erwachsenen auch Carcinose des Bauchfells und atrophische Lebercirrhose mit Ascites in Frage kommen. Die exsudative Peritonitis hat von den drei Formen noch die beste Prognose, und es bleiben auch Verwachsungen gar nicht einmal regelmäßig oder in größerem Ausmaße zurück.

Die trockene fibrinöse Bauchfelltuberkulose tritt immer schleichend oder doch subakut, und zwar mit den gleichen Erscheinungen wie die exsudative Form auf, doch können die Schmerzen mehr im Vordergrund stehen. Der abdominelle Befund ist, mindestens im Beginn, ganz unklar; es kann zwar ein starker Meteorismus auffallen, aber der kann ja bekanntlich auch andere Ursachen haben. Mit der Ausbildung von Verwachsungen, die niemals ausbleiben und bis zur völligen Verödung des Peritonealraumes gehen können, treten Passagestörungen mit partiellem Meteorismus oder auch abgesacktem Erguß in den Vordergrund, aber die Diagnose und die Beurteilung des Zustandes wird damit auch nicht leichter. Es können bei dieser Tuberkulose Tumoren palpabel sein, besonders in der Ileocöcalgegend und quer über das Abdomen, wo das entzündlich verdickte und zusammengerollte Netz als Lieblingssitz dieser fibrinösen Tuberkulose das Substrat dafür abgibt. Die Diagnose wird oft erst bei einer unter irriger Annahme oder zur Probe ausgeführten Laparotomie endgültig gesichert; ja es kommt vor, daß die Tuberkulose gelegentlich einer Bruchoperation im Bruchsack entdeckt wird. Manche Autoren legen auch in diesen Fällen durch Lufteinblasung in den Bauchfellraum ein Pneumoperitoneum an und sichern durch Laparoskopie die Diagnose; solcher Eingriff ist aber der durch Verwachsungen bedingten Gefahr der Darmverletzung wegen recht riskant. Differentialdiagnostisch kommt bei Kindern die HIRSCHSPRUNGsche Krankheit in Frage, im übrigen die oben erwähnten Krankheiten. Die Prognose dieser Tuberkuloseform ist recht ernst; insbesondere bieten die unausbleiblichen Verwachsungen Schwierigkeiten und führen zu vergeblichen operativen Lösungsversuchen; bis zu sechs habe ich bei einem Kranken erlebt. Abknickungen des Darmes durch Verzerrungen und Abschnürungen durch strangförmige Verwachsungen können zum lebenbedrohenden Ileus führen und sofortige Operation erfordern.

Die käsige Peritonitis tritt häufig in ganz akuter Form auf, und zwar infolge einer Perforation einer erweichten Mesenterialdrüse oder auch mal eines erweichten tuberkulösen Tubenherdes in die Bauchhöhle, wo sie eine eitrige diffuse oder auch abgesackte Tuberkulose hervorruft; der Vorgang kann sich aber auch in trockener Form mit Bildung tuberkulös-käsiger Überzüge, besonders oft zwischen

Leber und Zwerchfell abspielen. Die Diagnose und Differentialdiagnose kann in der Abgrenzung von den oben aufgeführten Krankheiten im Abdomen besonders große Schwierigkeiten bereiten. Die Prognose dieser Tuberkulose ist sehr ungünstig, zumal Komplikationen in Form von äußeren Kotfisteln, Blasenmastdarmfisteln usw. verhältnismäßig oft vorkommen.

Bis vor 2—3 Jahrzehnten wurde bei der exsudativen Peritonitis gern operiert; die Operation beschränkte sich auf breite Eröffnung des Bauchraumes. Man hatte ganz gute Resultate und bezog sie auf das Ablassen des Ergusses, das man ja auch durch die einfachere Punktion hätte erreichen können und auf die Einwirkung von Licht und Luft auf das Peritoneum. Diese Auffassung war recht merkwürdig; denn Licht und Luft hatten ja örtlich und zeitlich nur ganz beschränkten Zutritt zum Bauchfell, und solche kurze Einwirkung hatte keinerlei Analogie in anderweiter Tuberkulosetherapie; im Gegenteil erkrankt doch das Gesicht, dauernd der Luft und viel der Sonne ausgesetzt, besonders häufig an Tuberkulose. Inzwischen hat sich indessen gezeigt, daß mit der konservativen Behandlung der exsudativen Bauchfelltuberkulose der gleiche Satz von etwa 50% Heilungen erreicht wird, wie mit der Operation, und seitdem ist man von der operativen Therapie etwas zurückgekommen. Da bei der trockenen und der käsigen Bauchfelltuberkulose vor Operation zu warnen ist und auch Abscesse nicht eröffnet werden sollen, bleibt hier für die Chirurgie kaum ein Betätigungsfeld. Allenfalls kann der Versuch gemacht werden, Fisteln operativ anzugehen, doch sind die Aussichten nicht gut. Manche Autoren rühmen die bereits erwähnte Behandlung mit dem Pneumoperitoneum; sie bietet immerhin den Vorteil, daß das viscerale und das parietale Peritoneum durch eine Luftschicht voneinander getrennt werden, womit der gegenseitige Reiz und damit oft die Schmerzen und die gegenseitige Infektion entfallen, und das Bauchfell ausgiebig und für längere Dauer von der Luft umspült wird, und sollte in geeigneten Fällen immerhin versucht werden.

Die konservative Therapie besteht in der früher bereits ausführlich dargestellten Allgemeinbehandlung: vielseitige reichliche Ernährung, Freiluftliegekur, ergänzt durch Sonnenbestrahlung, wenn nicht etwa aktive Lungentuberkulose sie verbietet. Auch die Quarzlampenbestrahlung, eventuell als Vierfeldernahbestrahlung, leistet hier Besseres als bei anderen Tuberkuloseformen. Gerühmt wird öfter die Röntgenbestrahlung, doch ist sie bei Frauen wegen der Gefährdung der Genitalorgane mit großer Vorsicht anzuwenden. Erwähnt sei das alte Hausmittel der Schmierseifeneinreibung, zweimal wöchentlich an der Bauchhaut, aber auch am ganzen Körper angewendet, das auch heute noch viele Anhänger hat.

B. Die tuberkulöse Perikarditis

ist zwar die häufigste Form der Herztuberkulosen, aber relativ mit nur 1% aller Tuberkulosen und absolut mit 0,01% in großem Sektionsmaterial recht selten. Klinisch tritt bei den Perikarditiden die tuberkulöse Ätiologie gegenüber der rheumatischen stark zurück, vor allem bei Kindern und Jugendlichen. Unter den tuberkulösen Perikarditiden ist die miliare Form eine Teilerscheinung der Miliartuberkulose und klinisch neben dieser nicht diagnostizierbar; vor der großknotigen, perlsuchtartigen Form (Herde bis Hühnereigröße) sind in der Literatur kaum über 100 Fälle beschrieben, und sie dürfte klinisch nur vereinzelt erkannt sein. Der Prototyp der tuberkulösen Perikarditis ist die entzündliche Form mit oder seltener ohne Exsudat und Fibrinauflagerungen in Falten oder Höckern auf dem parietalen und stärker dem visceralen Blatt. Das Exsudat ist meist nicht groß, kann aber bis zu 2 Liter anwachsen; es ist im Beginn leukocytär, später aber lymphocytär, dabei dünnflüssig und trübe und enthält oft Blutbeimengungen, ja es ist zuweilen geradezu hämorrhagisch. Die tuberkulöse Perikarditis entsteht am häufigsten von einem Myokardherd aus, öfter auch von einem benachbarten Lymphknoten (Bifurkationsdrüsen), selten von der tuberkulösen Pleura her, selten auch hämatogen und in diesem Fall zuweilen als isolierte Organtuberkulose.

Der klinische Beginn der tuberkulösen Perikarditis ist meist symptomarm und uncharakteristisch; tritt sie im Verlauf einer anderen Organtuberkulose auf, so verschwindet sie oft hinter dieser und wird gar nicht erkannt. Aber auch die seltene isolierte Form beginnt schleichend und mit geringen subjektiven Beschwerden und klinischen Erscheinungen und wird daher ebenfalls lange Zeit übersehen und verkannt. Da die Polyarthritis rheumatica namentlich bei Kindern und Jugendlichen die weitaus häufigere Ursache der Perikarditis ist und die Herzbeutelerkrankung auch vor den Gelenkerscheinungen auftreten kann, bleibt die tuberkulöse Ätiologie nicht selten unerkannt. Die exsudative Perikarditis wird oft erst entdeckt, wenn der größer werdende Erguß Beschwerden und klinische Erscheinungen macht (Medusenhaupt, Leberstauung), und zwar an der großen dreieckförmigen Dämpfung, ja einer Dämpfung links hinten unten, und an dem Verschwinden des Spitzenstoßes bei sehr leisen Herztönen. Die trockene Perikarditis ist an dem charakteristischen Reibegeräusch bei Atmungsstillstand, und zwar meist an beschränkter Stelle, zu erkennen; zuweilen bildet dies Reibegeräusch zusammen mit den Herztönen eine Art Lokomotivgeräusch (v. Leyden). Beide Formen der Perikarditis können in ihrem Weiterschreiten durch das größere Exsudat oder die zunehmende Verwachsung starke Beschwerden machen, und zwar Schmerzen, Druck auf der Brust, Herzklopfen und Atemnot.

Die Prognose der tuberkulösen Perikarditis ist schlechter als die der rheumatischen und weitgehend von etwaiger anderweiter Organtuberkulose abhängig, aber immer ernst.

Die Therapie besteht in Bettruhe bis zum Abklingen der klinischen Erscheinungen, kühlen Umschlägen oder Eisblase, gegebenenfalls Herzmitteln (Campher, Hexeton, Cardiazol, Coramin, Coffein). Große Exsudate (Röntgenuntersuchung!) müssen zur Druckentlastung abpunktiert werden, und zwar recht langsam mit dickerer Nadel und größerer Spritze.

Auch die tuberkulöse Perikarditis kann, mindestens klinisch, unter sorgsamer Allgemeinbehandlung ausheilen. Nicht selten bleiben partielle Verwachsungen zurück, die kaum Erscheinungen machen, aber es kann auch zur kompletten Concretio pericardii kommen, die ein schweres Krankheitsbild abgeben und an der typischen systolischen Einziehung an der Herzspitze zu erkennen sein kann, doch macht die Diagnose oft große Schwierigkeiten. Therapeutisch kommt bei kompletter Concretio als der kleinere Eingriff die Kardiolyse in Frage (Rippenresektionen in geeignetem Umfang) oder die Lösung des Perikards vom Herzen (schwieriger, großer Eingriff, Rezidivgefahr besonders bei der tuberkulösen Perikarditis).

Es sei an dieser Stelle bemerkt, daß Tuberkulose des Myokards und des Endokards nicht nur sehr selten, sondern klinisch kaum diagnostizierbar sind. Endokarderkrankungen an den Klappen, besonders in verruköser Form an Aorta und Mitralis, kommen zwar bei Tuberkulose gelegentlich vor, sind aber nach Sektionsbefunden terminale Erscheinungen, zweifellos durch Sekundärinfektionen bedingt und morphologisch unspezifisch; sie sind mithin klinisch ohne Interesse. Echte parietale und valvuläre Endokarditis ist überaus selten.

23. Die Tuberkulose der Nebennieren.

Bei der allgemeinen hämatogenen Miliartuberkulose werden regelmäßig auch die Nebennieren betroffen; auch bei der hämatogenen Frühstreuung werden nicht selten Nebennierenherde gesetzt, die sich zu größeren Solitärtuberkeln entwickeln können. Diese beiden Arten der Nebennierentuberkulose machen keine deutbaren Erscheinungen und sind deshalb klinisch nicht zu erkennen. Die dritte Form der Nebennierentuberkulose ist die einzige, die den Kliniker interessiert, weil sie die einzige ist, die klinisch erkennbar werden kann. Auch diese Form entsteht hämatogen; sie hat die Eigentümlichkeit, daß sie nicht selten, außer dem Primärkomplex, die einzige Tuberkuloseansiedelung im Organismus ist, und daß sie weit häufiger doppelseitig als einseitig auftritt, eine Eigenart, die nur durch eine spezielle Überempfindlichkeit des Nebennierengewebes gegenüber den Tuberkelbacillen zu verstehen und nach neueren Forschungen konstitutionell und erbgebunden ist. Durch die doppelseitige Erkrankung kann es zu einem schweren Krankheitsbilde, der ADDISONschen Krankheit kommen, die entsteht, wenn die fortschreitende Tuberkulose beide Nebennieren restlos oder doch weitgehend zerstört und damit die lebenswichtige Adrenalinausschüttung und die gesamte innere Sekretion stört. Zwischen der totalen Verkäsung beider Organe, die oft stürmisch abläuft und der fibrös-käsigen Form, die in sehr chronischer Entwicklung zu starker Vergrößerung der Nebennieren führen kann, finden sich alle Übergänge.

Das Wesen der ADDISONschen Krankheit, der Ausfall der Funktion der Nebennieren, schließt verschiedene Entstehungsarten ein; das weitaus größte Kontingent stellt die Tuberkulose, doch werden die Nebennieren in seltenen Fällen auch einmal durch andere Erkrankungen, Amyloidose z. B. oder SIMMONDSsche hypophysäre Kachexie außer Funktion gesetzt. Praktisch ist es indessen kein nennenswerter Fehler, wenn man ADDISONsche Krankheit und Nebennierentuberkulose identifiziert.

Das Symptomenbild der ADDISONschen Krankheit setzt sich aus einer Anzahl von Krankheitserscheinungen zusammen. Dem Kranken selbst macht eine langsame, aber stetige Abnahme der körperlichen und geistigen Leistung die ersten Sorgen; die Beschwerden können durch rheumatische und neuralgische Schmerzen erheblich gesteigert werden. Der Ernährungszustand bleibt leidlich trotz schwerer Störungen der Magen-Darmfunktion in Form von heftigen Magenkrisen, Erbrechen, Diarrhöen oder hartnäckiger Obstipation. Das am meisten auffallende und charakteristische Symptom ist die starke und ausgedehnte Pigmentierung der Haut, die mit dem Übergreifen auf die Schleimhäute nur bei der ADDISONschen Krankheit vorkommt. Klinische Untersuchung ergibt außerdem niedrigen Blutdruck, Verminderung der Blutchloride und des Blutzuckergehaltes und erhöhte Toleranz gegen Gaben von Traubenzucker; auch finden sich gelegentlich Störungen der Nierenfunktion in Verschlechterung der Wasserausscheidung und Konzentrationsfähigkeit und öfter Verminderung des Grundumsatzes. Die ADDISONsche Krankheit entwickelt sich meist schleichend und zieht sich über Jahre hin; es kommen aber auch gutartige Formen mit einem Verlauf über ein bis mehrere Jahrzehnte vor, andererseits aber auch, wenn zwar sehr selten, akuter Beginn mit raschem Ablauf. Abmagerung und Kachexie führen im steten Fortschreiten zur völligen Adynamie und Apathie, ja zu einem Senium praecox, in dem Gähnen und Erbrechen, Ohnmachten, Sehstörungen und Kopfschmerzen durch cerebrale Anämie ein bejammernswertes Bild bieten.

Die Prognose ist sehr ungünstig, jedoch die Behandlung nicht mehr ganz aussichtslos, seit man gelernt hat mit Cortin, einem Nebennierenrindenextrakt, Blutdruck und Blutzucker zum Ansteigen zu bringen und durch Kochsalzzulagen (6—10 g pro die) die Blutchloride zu ersetzen. Transplantation von Nebennierengewebe würde zwar kausale Therapie bedeuten, aber Einheilung wird schwer erreicht und vereinzelt sind schwere Schockwirkungen mit tödlichem Ausgang beobachtet.

24. Die Tuberkulose der Haut

entsteht am häufigsten durch hämatogene Streuung vom entfernten tuberkulösen Drüsenherd aus; weit seltener durch Autoinokulation offen Lungentuberkulöser, wenn sie z. B. mit dem Finger Tuberkelbacillen aus der eigenen Lunge in kleine Nasenschleimhaut- oder anderweite Läsionen einimpfen, oder durch Eindringen von Tuberkelbacillen fremder Herkunft in kleine Hautverletzungen, z. B. die bovinen Tuberkel bei Melkern und Schlächtern und die Leichentuberkel bei Ärzten humaner und bei Tierärzten boviner Herkunft. Gelegentlich kommt es lymphogen zur Hauttuberkulose in der Umgebung tuberkulöser Fisteln und ganz selten zur primären Tuberkulose der Haut (z. B. Circumcisionstuberkulose).

Die häufigste Form der Hauttuberkulose ist der chronische Lupus vulgaris, dessen Kennzeichen das Lupusknötchen ist, ein Konglomerat miliarer Tuberkel, das im Niveau der Haut liegt, auf Glasdruck nicht verschwindet, sondern deutlicher wird und mit der Sonde leicht zu durchstoßen ist. Sekundäre Veränderungen des Knötchens selbst und der umgebenden Epidermis komplizieren aber bald das Bild durch Abschuppung (Lupus exfoliativus), Wucherung (Lupus verrucosus), zentrale narbige Abheilung (Lupus serpiginosus und Lupus sclerosus), Zerstörung der Epidermis (Lupus exulcerans). Am häufigsten erkrankt die Gesichtshaut an der Nase oder in ihrer Nähe; bei langsamstem Fortschreiten und narbigen Verziehungen und Zerstörung des knorpeligen Nasen-, seltener Ohrgerüstes können furchtbare Entstellungen entstehen. An den Extremitäten ist der Lupus auch nicht selten; auch hier kann er durch narbige Schrumpfung und Übergreifen auf Sehnen und Gelenke schwerste Funktionsstörungen und grausame Entstellungen setzen. Auf die Schleimhaut greift der Lupus nicht selten von Mund und Nase aus über, er kann aber auch hämatogen, im Kehlkopf z. B., entstehen. Übergang des Lupus in Carcinom kommt bei alten Fällen gelegentlich vor.

Die Diagnose typischer Lupusfälle ist zwar nicht schwierig, doch kann bei alten Fällen die wichtige Abgrenzung von tertiärer Lues die Herdreaktion mit der subcutanen Tuberkulinprobe, den Nachweis von Tuberkelbacillen durch Kultur oder Tierversuch oder die histologische

Gewebsuntersuchung erfordern. Die Prognose des Lupus ist quoad vitam überwiegend gut; für die Heilung und Vermeidung von Entstellungen und Funktionsstörung aber ganz vom rechtzeitigen Einsatz der geeigneten Behandlung abhängig.

Die Therapie des Lupus ist sehr vielseitig. Außer der bei jeder Tuberkulose notwendigen und wichtigen Allgemeinbehandlung wird der Tuberkulinbehandlung in der anergisierenden Form, d. h. von kleinsten Mengen Alttuberkulin oder Bacillenemulsion ($^1/_{100}$ mg) anfangend, die Dosen systematisch steigernd, von vielen Dermatologen eine unterstützende Wirkung der Lokaltherapie, nicht aber selbständige Heilung nachgerühmt. Die lokale Behandlung ist bei nicht zu großen Herden die Excision weit im Gesunden; kosmetisch ausgezeichnete Erfolge werden mit der Diathermieschlinge erzielt, deren Anwendung aber große technische Übung und Erfahrung erfordert, während die Auskratzung mit dem scharfen Löffel wegen Unzulänglichkeit ganz verlassen ist. Ist die chirurgische Totalexcision des Lupusherdes nicht möglich, so kommt die Bestrahlung mit der Finsenlampe, der Finsen-Reyn- oder der Finsen-Lomholtlampe, sowie Röntgenbestrahlung in Frage, Methoden, die, wie die operative Behandlung großer Herde, am besten der Spezialklinik überlassen werden. Der praktische Arzt kann wohl kleine Herde selbst excidieren, wobei er zweckmäßig vorher ihren ganzen Umfang durch Herdreaktion mit subcutaner Tuberkulinprobe feststellt, ($^1/_{10}$—1 mg Anfangsdosis, steigend in 3tägiger Dosenverdoppelung bis 10 mg). Für ausgedehnte, zur Operation nicht geeignete Fälle kann er sich der Ätzbehandlung bedienen, wofür vor allem die Pyrogallussäure in Form einer 10—20%igen Salbe in Frage kommt; zweckmäßig wird der Lupusherd zur Auflockerung der Epidermis vorher mit 15%iger Kalilaugelösung bepinselt. Während der Ätzbehandlung ist wegen möglicher Nierenreizung Urinkontrolle notwendig. Manche Dermatologen empfehlen zur Unterstützung der Ätztherapie gleichzeitige salzlose Kost nach GERSON-SAUERBRUCH-HERRMANNSDORFER, andere für die Zwischenpause Tuberkulinbehandlung, beginnend mit $^1/_{100}$—$^1/_{10}$ mg und 2mal wöchentlich steigend um je die halbe letzte Dosis bis 100 mg.

Unlängst haben französische Ärzte über glänzende Erfolge bei Behandlung des Lupus mit sehr großen Dosen Vitamin D_2 berichtet, und zwar mit einer Tagesdosis von 200000 E, enthalten in 0,5 ccm Vigantol forte; es kann unbedenklich ein Röhrchen = 1,5 ccm Vigantol forte alle 3 Tage gegeben werden. Dr. LANGER, der Leiter der Hautabteilung im Krankenhaus Berlin-Buckow, hat solche Erfolge bestätigt. Ein Versuch kann somit empfohlen werden.

Die zweitwichtige Hauttuberkuloseform ist das Scrophuloderma, besonders häufig im frühen Kindesalter, seltener bei Erwachsenen, aber bis ins Greisenalter auftretend in Form umschriebener derber Schwellungen, die aber zuweilen erweichen und nach außen durchbrechen. Das Scrophuloderma entsteht oft hämatogen, aber auch mal von darunter gelegenen Lymphknoten- oder Knochenherden per contiguitatem. Der klinische Beginn und Verlauf ist schleichend und im Gegensatz zum Furunkel schmerzlos. Da das Scrophuloderma meist in Begleitung anderweiter Tuberkulose auftritt, ist seine Prognose von dieser abhängig.

Die sog. Tuberkulide hat man früher nicht zu der Hauttuberkulose gerechnet; es ist aber nachgewiesen, daß man in den Efflorescenzen sehr spärliche Tuberkelbacillen finden und mit excidiertem Material positive Tierversuche erhalten kann. Zu ihnen gehört der seltene Lichen scrophulosorum, der bei Kindern in Form zahlreicher in Gruppen stehender kleinpapulöser miliarer gelblicher oder rotbrauner Knötchen, fast ausschließlich am Stamm, selten im Gesicht oder an den Extremitäten, auftritt. Die Prognose ist an sich nicht schlecht, aber etwaige anderweite Tuberkulose bestimmt das Gesamtschicksal. Der Verlauf ist sehr chronisch. Eine zweite Form bildet die Tuberculosis papulonecrotica oder Folliculis, einzelne bläulichblasse oder bräunliche Knötchen mit einer in Nekrose übergehenden Kruste, die eingezogene weißliche Narben mit dunklem Saum hinterlassen. DUKEN hat darauf aufmerksam gemacht, daß die kleinpapulösen und die papulonekrotischen Tuberkulide nicht nur den hämatogenen Schub beweisen, an dem regelmäßig die Lunge, hie und da auch andere Organsysteme beteiligt werden, sondern bei gehäuftem Auftreten Frühsymptom der akuten hämatogenen Miliartuberkulose sind, also ein höchst wichtiges diagnostisches Merkmal sein können. Therapeutisch kommt für diese Tuberkulosen nur die Allgemeinbehandlung in Frage. Dermatologen zählen zu den Tuberkuliden auch das öfter an der Haut auftretende BOECKsche Sarkoid. Da diese Tuberkuloseart aber in charakteristischer Form auch in der Lunge auftritt, ist es bei den allgemeinen Tuberkulosen eingereiht.

25. Die Tuberkulose des Auges

befällt alle Teile dieses komplizierten und überaus empfindlichen Organs; sie kann daher Krankheitsbilder von größter Mannigfaltigkeit bieten und auch fast momentane Gefahren für die Funktion, ja für die Erhaltung des Auges bringen, was um so bedenklicher ist, als die Tuberkulose nur zu oft beide Augen befällt. Zum Glück sind manche Tuberkulosen des äußeren Auges heilbar, wenn sie rechtzeitig erkannt und sachgemäß behandelt werden; auch bleiben andere nach kurzem bedrohlich aussehendem Schub spontan stecken, ohne größeren Schaden für die Funktion anzurichten.

Die Conjunctivitis phlyctaenulosa, auch eczematosa oder scrophulosa genannt, ist keine eigentliche Tuberkulose, da sie morphologisch nicht das typische Bild bietet und Tuberkelbacillen in ihren geweblichen Krankheitsprodukten nicht gefunden werden Sie gehört vielmehr zur Gruppe der paratuberkulösen Erkrankungen, die unter dem Sammelbegriff Skrofulose zusammengefaßt werden; auch die Blepharitis und das Hordeolum können in ätiologischer Beziehung zur Skrofulose stehen. Typisch für diese Conjunctivitis ist die bekannte Phlyktäne, die breit am Hornhautrand aufsitzend sich peripher, ein Dreieck bildend, zuspitzt; ein oder zwei weißliche Bläschen in diesem Bezirk gehen bald auf unter Bildung eines flachen Geschwürs, das unter Rückbildung der Phlyktäne bald abheilt. Die Phlyktänen können indessen auch in Mehrzahl auftreten und konfluieren, rezidivieren gern und können, über Jahre immer wieder kommend, den Kranken sehr belästigen und auch die Sehkraft schädigen, zumal wenn sie als Keratitis eczematosa oder phlyctaenulosa auf die Hornhaut übergreifen. Während die einfache Conjunctivitis phlyctaenulosa mit gelber Salbe (1—2%ig), bei Übergreifen auf die Cornea durch Einpudern von Kalomel, auch bei Beteiligung der Lidränder in Form einer Blepharitis nach Entfernung der Borken mit gelber Salbe vom praktischen Arzt behandelt und geheilt werden können, sind schwere Prozesse der Cornea und hartnäckig rezivierende Phlyktänen dem Augenarzt zuzuführen.

Die eigentliche Tuberkulose der Conjunctiva tritt als Infiltrat, das bald geschwürig zerfällt, einzeln oder mehrfach auf, auch können Wucherungen im Vordergrund stehen, und miliare Tuberkel in Vielzahl vorkommen. Die Cornea wird sehr häufig in ulcerierender Form beteiligt, womit der Prozeß schon in ein gefährliches Stadium tritt und die Prognose sehr ernst wird. Kleine Herde der Conjunctiva sollen excidiert, kauterisiert oder mit reiner Milchsäure geätzt werden Die früher von manchen Augenärzten sehr geschätzte Tuberkulintherapie scheint heute nicht mehr viel Liebhaber zu zählen; sie darf keinesfalls als einziges Behandlungsverfahren angewendet werden, sondern allenfalls neben der Lokal- und der Allgemeinbehandlung.

An der Iris, dem Ciliarkörper und der Chorioidea tritt die Tuberkulose in Form disseminierter miliarer Tuberkel, also bei hämatogener Streuung, spärlich oder in Vielzahl auf; ein großer Teil der Erkrankungen an Chorioretinitis disseminata sind tuberkulöser Natur. Von der Wange her kann ein Lupus nicht nur zum Ectropium führen, sondern auch auf Lidrand und Conjunctiva übergreifen, in seltenen Fällen auch als Schleimhautlupus durch den Tränenkanal aufwärts kriechen. Schließlich kann auch von den Knochen der Orbita her tuberkulöses Granulationsgewebe einen Exophthalmus herbeiführen und die Tuberkulose die Sklera ergreifen. Auch bei den Augenkrankheiten ist also bei den mannigfachsten Prozessen aller Augenteile an Tuberkulose zu denken. Als merkwürdig muß ich erwähnen, daß nach meinen Erfahrungen die Augentuberkulose in der Mehrzahl der Fälle eine isolierte Tuberkulose darstellt, die überwiegend durch eine spezielle Hinfälligkeit des Organs bedingt sein dürfte, eine Hinfälligkeit, die sich auch dadurch dokumentiert, daß so häufig beide Augen, aber kein anderes Organ von Tuberkulose befallen wird. Dieser Beobachtung entspricht, daß bei der isolierten progredienten Lungentuberkulose außerordentlich selten Tuberkulose der Augen beobachtet wird, und daß selbst bei der hämatogenen Allgemeintuberkulose zwar alle möglichen Organe befallen sein können, recht selten aber die Augen beteiligt sind. Was man bei genauestem Absuchen allenfalls findet, sind diskrete Streuungen, die abortiv geblieben und abgeheilt sind.

26. Die Tuberkulose des Ohres

ist eine relativ häufige Erkrankung, ist doch etwa ein Fünftel der Mittelohreiterungen tuberkulöser Natur; sie kommt an allen Teilen des Ohres vor.

Die Tuberkulose am äußeren Ohr ist selten; sie entsteht durch Inokulation (Erstansteckung oder auch Zweitansteckung) beim Ohrringstechen am Ohrläppchen als Tuberkulom, als eine sich schleichend entwickelnde, kaum schmerzhafte livide Geschwulst bis Kirschkerngröße und darüber, die geschwürig zerfallen kann. Seltener ist hämatogen entstandener oder von der Wange übergreifender Lupus der Ohrmuschel, der auch in den Gehörgang hineinkriechen kann. Durch frühzeitige Excision im Gesunden ist oft Heilung dieser Tuberkulosen zu erreichen; für ausgedehntere Erkrankungen wird von Ohrenärzten die Sonnen-, auch die Bogenlicht- und Quarzlampenbestrahlung gerühmt.

Das Mittelohr stellt den größten Anteil der Ohrtuberkulosen; für die Entstehung dieser Otitis media wird heute überwiegend der Blutweg, seltener und so gut wie ausschließlich bei offener Lungentuberkulose der Weg durch die Tube angenommen, der besonders leicht passiert wird, wenn im Endstadium der Lungentuberkulose das Tubenostium der abgemagerten Kranken weit ist. Das pathologisch-anatomische und das klinische Bild kann sehr mannigfaltig sein, da produktive (Fungus) und exsudativ-käsige Formen und Übergang von der einen in die andere und ganz akuter (seltener) und schleichender Beginn, auch akute Rückfälle sowie zahlreiche Komplikationen vorkommen. Die Differentialdiagnose kann um so schwieriger sein, als der Tuberkelbacillennachweis im Eiterausstrich solcher Tuberkulosen meist versagt, selbst der Tierversuch unsicher ist, während die Probeexcision noch die zuverlässigsten Resultate liefert; anderweite Organtuberkulose, vor allem die offene Lungentuberkulose, weisen aber nicht selten den diagnostischen Weg, auf den auch tuberkulöse Drüsen in der Umgebung des Ohres, retroauriculäre Fisteln, Facialislähmung, schmerzlose Perforation des Trommelfells hindeuten. Die Mittelohrtuberkulose kann so heimlich einsetzen, daß die Feuchtigkeit im äußeren Gehörgang oder Luftdurchblasen durch das Ohr beim Schneuzen als erste Symptome auftreten mögen. Im weiteren Verlauf wird das Trommelfell meist weitgehend zerstört; oft werden äußerer Gehörgang, Gehörknöchelchen, Labyrinthwand und Warzenfortsatz ergriffen, welch letzterer den Weg zur Fistelbildung nach außen bildet Klinisch ist der Verlauf bei Säuglingen meist stürmisch und bei Kleinkindern akut, während bei größeren Kindern und vor allem bei Erwachsenen ein chronischer Verlauf überwiegt. Von Komplikationen ist zu erwähnen das Übergreifen der Tuberkulose auf das Labyrinth, den Knochenkanal des Facialis (Facialisparese!), das Schläfenbein und das Occipitale, die Dura mater, sehr selten die Pia, den Canalis caroticus, den Jochfortsatz und das Kiefergelenk und schließlich den Sinus (selten mit Thrombose!). Die Reaktion von seiten des gesunden umgebenden Gewebes ist gewöhnlich nicht stark und Abscesse sind daher selten.

Die Tuberkulose des inneren Ohres kann zur fast völligen Zerstörung der Schnecke (schnelle und völlige Ertaubung!) und des Vestibularapparates führen; merkwürdigerweise sind bei letzterer Ausbreitung die charakteristischen Labyrinthsymptome (Nystagmus, Schwindel) wenig ausgeprägt.

Die Behandlung der Tuberkulose des mittleren und des inneren Ohres ist ganz überwiegend konservativ. Neben die hier wie bei allen Organerkrankungen an Tuberkulose höchst wichtige Allgemeinbehandlung tritt eine zur Vermeidung örtlichen Fortschreitens und bedrohlicher Komplikationen sehr sorgfältige Lokalbehandlung, die nach fachärztlicher Klärung der Diagnose und Abgrenzung des Prozesses der praktische Arzt übernehmen sollte. Sie besteht in peinlicher Reinigung des äußeren und eventuell mittleren Ohres (Spülungen mit Wasserstoffsuperoxyd, 1:3 der 3%igen Lösung, körperwarm), vorsichtigem Austupfen mit Watteträger, Einblasen von Borsäure oder Jodoform, Okklusivverschluß bei stärkerer oder übelriechender Eiterung. Eine Operation kommt bei ausgebreiteter Mastoiditis mit starker Eiterung in Frage.

Die Prognose der Ohrtuberkulose ist zwar quoad vitam ziemlich gut, aber erhebliche Schädigung der Funktion ist meist nicht zu vermeiden und mit Rezidiven nach scheinbarer Heilung muß gerechnet werden.

Anhang. Bemerkungen zur Technik der Therapie bei den extrapulmonalen Tuberkulosen.

a) **Absceßpunktion.** Die Punktion erfolgt von einer Stelle möglichst weit von dem kranken Gewebe aus, die oberhalb des Abscesses liegt, so daß nachsickernder Eiter aufwärtsfließen müßte. Nach Lokalanästhesie mit langer dünner Nadel wird nach der Durchstoßung der Epidermis mit dem Schnepper punktiert mit langer ziemlich weiter Kanüle; dabei wird die gesunde Haut abwechselnd nach links und rechts verschoben, so daß ein Zickzackkanal entsteht, der nach Entfernung der Kanüle leicht verklebende Knicke bildet. Ist der Eiterherd erreicht, so wird er abpunktiert unter Verschieben der Kanüle, da er oft Taschen hat, die nach Möglichkeit zu entleeren sind. Beim Herausziehen der Kanüle wird der Stichkanal mit reiner Jodtinktur beschickt, was durch Gewebereizung die Verklebung fördert; zuweilen müssen Abscesse wiederholt punktiert werden. Soll der Absceß nebst etwaigen Fistelgängen (Senkungsabscesse) röntgenologisch dargestellt werden, so wird er nach Entleerung des Eiters zunächst mit Uroselektanlösung gefüllt, wobei stärkerer Druck zu vermeiden ist. Nach der Röntgenaufnahme wird die Uroselektanlösung wieder entleert und die Kanüle wie oben entfernt. Leichter Druckverband.

b) **Fistelkontrastfüllungen.** Gelingt es in die Fistel einen Katheter oder ein Bougie einzuführen, so wird die Fistel mit diesem gefüllt, dann wird er mit Klemmschraube verschlossen und nach Röntgenaufnahme entfernt. Bei sehr langen Fisteln bedient man sich des Ureterenkatheters, der zuweilen fast bis zu $^1/_2$ m eingeschoben werden kann, z. B. von einer Inguinalfistel bis zum 10. Brustwirbel; mit Kontrastfüllung erhält man zuweilen phantastische Bilder mit labyrinthähnlicher Umfassung des Krankheitsherdes durch Fistelgänge und vielfache Senkungsgänge, die bei dem Drängen des Eiters entstanden, aber steckengeblieben sind.

c) **Lagerung bei Gelenktuberkulose.** Für den Gipsverband gibt es in den Lehrbüchern der Chirurgie und Orthopädie ausgezeichnete Anweisungen. Der Streckverband muß folgendes berücksichtigen:

1. Beim Hüftgelenk: beide Beine werden in starke Abduktion und leichte Außenrotation gebracht; damit das Bein der kranken Seite genügend abduziert wird, muß ein Seitenzug das Becken nach der gesunden Seite ziehen. Ein breiter Heftpflasterstreifen zieht an der Außenseite des kranken Beines von der Mitte des Oberschenkels abwärts und nach Bildung einer genügend großen freien Schlaufe an der Innenseite ebenso hoch aufwärts. Zur Vermeidung eines Druckes auf die Knöchel kommt in die Schlaufe ein Brettchen, an dem der über eine Rolle laufende Zugstrick befestigt wird. Der Sandsack am Ende

dieses Stückes wird allmählich stärker gefüllt, auch anfangs über Nacht und stundenweise bei Tag hochgelegt. Das gesunde Bein wird in seiner Lage durch einen gleichen Streckverband mit leichtem Zug fixiert. Droht Spitzfußstellung, so müssen die Unterschenkel in Kramerschienen gelagert werden.

2. Beim Kniegelenk wird entsprechend verfahren; ein zu starker Zug ist zu vermeiden, da er zum Schlottergelenk führen kann; zur Vermeidung einer Spitzfußstellung kommt das Bein notfalls in eine Kramerschiene. Besteht Subluxation, so soll man ihr durch einen Zügel entgegenwirken, der das obere Ende des Unterschenkels über einen Galgen nach oben zieht, während zugleich ein beiderseits belasteter Zügel das untere Femurende nach unten drückt.

3. Bei Fußtuberkulose kommt das kranke Bein in eine Kramerschiene; Achtung auf Spitzfußstellung!

4. Das Ellenbogengelenk wird in einer Mitelle in Beugung ein wenig über den rechten Winkel fixiert.

5. Beim Schultergelenk muß der Arm durch einen geeigneten Stützapparat (dreieckförmige Drahtschiene) in rechtwinklige Abduktion gebracht werden.

6. Das Handgelenk wird auf einer gepolsterten Holzschiene gelagert; den Fingern ist Bewegungsfreiheit zu lassen.

d) Die Lagerung bei Wirbelsäulentuberkulose erfolgt auf einem von den Schultern bis zur Gesäßfalte reichenden sehr fest über einem Holzbrett gestopften Häckselkissen, an das sich der Kranke sehr bald gewöhnt. Besteht ein Gibbus, so wird er durch Filzringe abgestützt; in geeigneten Abständen wird ein Filzring mehr untergelegt. Richtige Lage der Ringe ist sorgsam zu überwachen.

e) Schienenhülsenapparate für Extremitäten und Wirbelsäule müssen von Zeit zu Zeit auf ihren richtigen Sitz kontrolliert werden, namentlich bei Gewichts-, Zu- oder Abnahmen und vor allem bei Kindern.

f) Das Pneumoperitoneum wird wie der künstliche Pneumothorax mit dem Pneumothoraxapparat angelegt. Man geht am linken Rectusrand nach vorsichtiger Anästhesierung und Durchstechen nur von Haut- und Fettpolster mit einer mittelstarken scharfen Kanüle mit der Pneumothoraxnadel Millimeter für Millimeter tiefer, bis bei vorsichtiger kurzer Öffnung des Hahnes Luft leicht einströmt; da im Peritonealraum kein negativer Druck besteht, findet ein Ansaugen von Luft nicht statt, aber Gefäße zu verletzen ist bei korrektem Vorgehen kaum möglich. Erste Füllung bei Erwachsenen 4—800 ccm je nach Größe und eventuellem Druckgefühl, bei Kindern je nach Alter 2—400 ccm; Nachfüllung alle 14 Tage je nach dem Ergebnis der Röntgenkontrolle.

Schlußteil.

27. Zur Psychologie der Tuberkulösen.

Als vor Jahrzehnten totalitäre Versicherung und soziale Fürsorge das ärztliche Berufsgeheimnis noch nicht völlig illusorisch gemacht hatten, hielten es bedächtige Ärzte für wohltätig, den Kranken die Diagnose Tuberkulose zu verheimlichen; nicht mit Unrecht, denn damals war diese Diagnose eine Spätdiagnose und gleichbedeutend mit einem Todesurteil. Heute zerreißt der unvermeidliche Gang zur Tuberkulosefürsorge, wenn nicht gar der Kresolgeruch, mit dem die Desinfektion anrückt, alsbald das Geheimnis. Auch macht ja der Charakter der Tuberkulose als erbgebundene Krankheit einerseits, als Infektionskrankheit andererseits die Umgebungsuntersuchung und bei offenen Prozessen die hygienische Erziehung des Kranken und oft die Trennung von gefährdeten Personen notwendig; schließlich wird auch fast immer die unentbehrliche Art unserer Therapie im Heilverfahren, erst recht mit der Kollapsbehandlung dem Patienten die Art seiner Krankheit offenbaren. Dem Kranken kann die Diagnose Tuberkulose nicht vorenthalten, sie muß ihm vielmehr ausdrücklich mitgeteilt werden, und das sogleich durch seinen Arzt, bevor er auf anderem Wege mit diesem Schreckenswort überfallen wird. Die Mitteilung der Erkrankung an Tuberkulose bedeutet immer einen schweren psychischen Schock und erfordert deshalb Fingerspitzengefühl des Arztes. Oft wird er am besten zunächst von dem Verdacht auf Tuberkulose sprechen, dem er mit speziellen Untersuchungen (Röntgenaufnahme, Blutkörperchensenkung u. dgl.) nachgehen müsse. Und wenn er den Verdacht bestätigen muß, dann soll er auch sogleich von der Heilbarkeit der Tuberkulose reden und den Kranken beruhigen, daß sein Leiden nicht so schlimm sei und sicher ausheilen werde, wenn er den ärztlichen Ratschlägen folge.

Daß eine alle Lebensbeziehungen störende und alle Pläne über den Haufen werfende chronische Krankheit den Kranken zur Stellungnahme zur neuen Lage zwingt, ist selbstverständlich. Solche Anpassung führt ganz natürlich zu einer gewissen Richtungsänderung der seelischen Entwicklung. Und neben dem Krankheitsbewußtsein spielt jetzt das Milieu entscheidend mit. Denn indem wir den Kranken in der Heilanstalt in einen Kreis von Leidensgenossen versetzen, zwingen wir ihn gleichsam zur Konzentration aller Gedanken auf seine Krankheit und, schlimmer noch, zur Beobachtung des Krankheitsablaufs bei seinen Gefährten. Da kann es nicht wundernehmen, daß alles Denken und Handeln die Rücksichtnahme auf die eigene Erkrankung widerspiegelt und ein Charakterbild sich entwickelt, das nicht selten recht unerfreulich ist. Immer erfolgt die Abstimmung gegenüber der

Umwelt und ihren Gefahren auf der Basis der prämorbiden Persönlichkeit und die schließliche Aussöhnung im abgeklärten Sichergeben nach langem seelischem Kampfe wird je nach der psychischen Veranlagung recht unterschiedliche Züge tragen.

Schon die seelische Reaktion auf die erschütternde Mitteilung von der Erkrankung an Tuberkulose ist recht verschieden je nach der prämorbiden seelischen Konstitution des Kranken, nach seinem Lebensalter und nach seiner Stellung in seiner Umwelt. Bleiben wir bei der alten, wenn zwar wenig wissenschaftlichen und unmodernen, aber bequemen Einteilung der Temperamente, so wird natürlich der Sanguiniker geneigt sein, die Sache auf die leichte Achsel zu nehmen, der Phlegmatiker sich bequem ihr anzupassen versuchen, der Choleriker toben und seine Umgebung quälen, der Melancholiker aber die Reaktion nach innen kehren, an die Strafe Gottes denken oder sich mit Suicidgedanken befassen. Solchen Reaktionsweisen muß der Arzt in seinem psychologischen Verhalten Rechnung tragen; und solche praktische Psychotherapie trägt sicherlich reichere Früchte als die schulmäßig geübte, die nur von einer kleinen Zahl von Ärzten gehandhabt wird und einer beschränkten Zahl von Kranken dient. Der Arzt wird also den jugendlichen Sanguiniker, der mit vollen Segeln in die Welt hinaus möchte, von vornherein stramm herannehmen, vor den Kopf schlagen, vulgär gesagt, dem Choleriker klarmachen, daß heftige Erregung sein Leiden verschlimmert und nur Maß halten ihm helfen kann; der Phlegmatiker muß selber mitarbeiten und der Melancholiker an seine Heilung glauben lernen und die Verantwortung seiner Familie gegenüber als Richtschnur seines Denkens und Handelns nehmen.

Tuberkuloseärzte haben die Anschauung vertreten, daß es eine spezifische Abwandlung der Psyche eines Kranken gäbe, ja sogar den unmöglichen Begriff „tuberkulöse Psyche" geprägt. Gewiß zeitigt monatelange, ja jahrelange Konzentration aller Gedanken auf die Krankheit eine gewisse Richtungsänderung, aber sie ist keineswegs spezifisch gefärbt, nicht etwa durch Tuberkulosegifte gesteuert. Sie ist vice versa mit geringen Abweichungen die gleiche bei allen chronischen Krankheiten und beim Krüppeldasein des Kriegsbeschädigten, ja sogar bei langer Haft, kurz bei jedem Erlebnis, das den Menschen aus seiner Bahn wirft und ihm den Weg in die Zukunft versperrt.

Die Anfälligkeit den Tuberkelbacillen gegenüber ist zwar allgemein, aber von 100 Infizierten tragen nur etwa 10 das Stigma der Hinfälligkeit, d. h., sie reagieren auf den Infekt früher oder später mit Erkrankung an Tuberkulose. Diese Hinfälligkeit ist weitgehend konstitutionsgebunden, und zwar eigentümlich an bestimmte Konstitutionstypen, in erster Linie an Astheniker oder Leptosome, im zweiten Grade merkwürdigerweise auch an Stheniker, Athletikern sogar, während die untersetzten Pykniker der Tuberkulose gegenüber eine geringe Hinfälligkeit zeigen.

Die Frage der prämorbiden Persönlichkeit ist ein nach vielen Richtungen interessantes Problem. KRETSCHMER hat wichtige Parallelen gezogen, indem er zeigte, daß auf dem gleichen konstitutionellen Boden einerseits Schizothymie und Tuberkulose (Leptosome, Athletiker), andererseits Cyclothymie und Resistenz gegen Tuberkulose (Pykniker) wurzeln. So kann es nicht wundernehmen, daß viele unserer Tuberkulösen zu dem psychischen Typ der Schizothymen gehören, zu jenen oft wenig sympathischen und stets zwiespältigen, empfindlichen und mißtrauischen Persönlichkeiten, deren Vertrauen schwer zu gewinnen ist und durch unausbleibliche Fehlschläge in der Behandlung immer wieder erschüttert wird. Machen sie also dem Arzt wohl das Leben oft schwer genug, so darf er doch die Geduld nicht verlieren und muß immer wieder versuchen, ihnen näherzukommen, denn ihr seelisches Gleichgewicht spricht ohne Zweifel sehr wesentlich mit beim Verlauf ihres Leidens, ja es ist oft schwer zu erkennen, ob eine psychische Verstimmung durch einen neuen Krankschub oder eine Toxinüberschwemmung hervorgerufen wurde, oder umgekehrt die psychische Reaktion auf irgendein Erlebnis auch das somatische Gleichgewicht gestört hat. Ein eminent kluger und erfahrener Internist, den ich mit bestem Erfolg operiert hatte, verlor Jahre nach seiner Heilung seine innigstgeliebte Frau 2 Wochen nach der Hochzeit an einer Pneumonie; von dem Moment ab verfiel er einem foudroyant ablaufenden Tuberkuloseschub.

Unserem Verstehen und gar erst unserem Können sind leider enge Grenzen gezogen, aber menschlich-ärztliche Güte darf unseren Kranken gegenüber keine Grenzen kennen und selbst Mißtrauen, ja falscher Anschuldigung muß der Arzt mit Würde begegnen.

28. Der praktische Arzt und die Tuberkulosefürsorge

sollten in enger Kameradschaft arbeiten und müssen zu dem Zweck einander kennen und aufeinander Rücksicht nehmen. Das Kennenlernen ist für beide Teile gar nicht so leicht, weil Methoden und Ziele gar zu verschieden sind. Das Mißverständnis muß ja schon bei der Aufgabenbezeichnung der Fürsorge anfangen, denn was wir erstreben, ist: Fürsorge für Tuberkulöse, womit PÜTTER diese Arbeit begann, und Vorsorge vor der Tuberkulose. Wer den Gallimathias verschuldet hat, ist leider historisch nicht festgehalten, aber er ist so schwer loszuwerden wie der Kartoffelkäfer.

Die Aufgaben der Vorsorge sind festgelegt durch einschlägige Befehle der Besatzungsbehörden. Diese Befehle nebst Ausführungsbestimmungen fassen im allgemeinen zusammen, was ehemals durch deutsche

Reichs- und Ländergesetze festgelegt war. Wesentlich neu ist nur die Verordnung, daß heute auch die geschlossene Lungentuberkulose dem Gesundheitsamt zu melden ist, die früher als einzige Form aktiver Tuberkulose von der Meldung ausgenommen war. Die soziale Bekämpfung der Tuberkulose bleibt Aufgabe der bei jedem Gesundheitsamt eingerichteten Fürsorgestelle, während die Behandlung ausschließlich Sache der praktizierenden Ärzte und Fachärzte ist. Aber die Gebiete und Belange sind so wenig fein säuberlich zu begrenzen, wie die benachbarter Völker; sie überschneiden sich und dabei findet sich immer die Möglichkeit der Reibung, die mit Takt und Rücksichtnahme vermieden werden muß; denn die gegenseitige Unterstützung beider Parteien ist für die Bekämpfung der Tuberkulose und die Sorge für den einzelnen Kranken ganz unentbehrlich.

Die Aufgaben der Fürsorge sind:

1. die Suche nach der unbekannten Tuberkulose,
2. die Morbiditäts- und Mortalitätsstatistik,
3. die Sanierung der Infektionsquellen,
4. die Überwachung der Kranken und Gefährdeten,
5. die Auswahl für die geschlossene Fürsorge.

Zu 1. Die Sachlage ist in der Einleitung zum ersten Teil dieses Büchleins geschildert. Bei der Suche nach der unbekannten Tuberkulose jeder Lokalisation bedient sich die Fürsorge bei Kindern und Jugendlichen der Tuberkulinprobe, bei der Suche nach der unbekannten Lungentuberkulose aller Altersgruppen der Röntgenuntersuchung, und zwar der Reihendurchleuchtung oder weit besser der von dem brasilianischen Arzt Abreu vorgeschlagenen und ausgebauten Schirmbildmethode, die ein Photo des Leuchtschirmbildes liefert. Während ein Arzt höchstens 200 Personen am Tag durchleuchten kann, weil er dann schon übermüdet ist, von der Gefährdung durch Sekundärstrahlen ganz abgesehen, liefert das Schirmbildverfahren bequem 2000 Photos je Tag, die der Arzt in derselben Zeit durchmustern kann, in der er 200 Personen durchleuchtet; es hat außerdem noch den Vorteil des Dokumentes an Stelle einer unzulänglichen und für spätere Vergleiche wenig brauchbaren, dazu noch umständlichen Beschreibung, ein Dokument, das, 20×24 oder besser 80×80 mm groß, leicht beim Fürsorgeblatt zu archivieren ist. Leider sind in der Kriegs- und Übergangszeit in Deutschland viele Schirmbildgeräte beschädigt oder verschleppt oder der Kamera beraubt worden; und neue Geräte können nicht beschafft werden, weil Kameras nicht zu haben sind, so daß wir uns dieses ausgezeichneten Verfahrens zur Zeit nur sehr beschränkt bedienen können.

Zu 2. Der Fürsorge liegt die Evidenzhaltung des Bestandes an Tuberkuloseerkrankungen aller Organe, Arten und Formen, gruppiert nach Altersklassen ob, denn aus Berichten über die Tuberkulosegestaltung in einer Bevölkerung kann man prognostische Schlüsse nie ziehen, wenn diese Berichte nicht von guten Übersichten über den Status praesens ausgehen. Der Evidenzhaltung dient das Meldewesen, die regelmäßige Kontrolle der Kranken und der Entwicklung ihrer Krankheit sowie der Bestandsänderung durch Verziehen oder Tod; aus letzterer Kontrolle ergibt sich die wichtige Statistik der Mortalität und der zu wenig gewürdigten Letalität der Tuberkulose. Die Methodik ist die Karteiführung, auf die hier nicht näher eingegangen werden soll.

Zu 3. Der Sanierung der Infektionsquellen dienen die Hausbesuche durch die Organe der Fürsorge, die Fürsorgerinnen. Die Methode der Sanierung ist die Trennung der infektiösen Kranken von gefährdeten Personen, besonders Kindern und Jugendlichen. Die Isolierung des verständigen Kranken kann in normalen Zeiten in seiner Wohnung ausreichend möglich sein. Unbelehrbare und unverständige Kranke, insbesondere asoziale und antisoziale Elemente, müssen immer, hochinfektiöse Kranke unter den heutigen Verhältnissen sehr oft der geschlossenen Fürsorge, d. h. geeigneten Sonderanstalten überwiesen werden.

Zu 4. Die Kontrolle der Kranken und der Gefährdeten (erblich Belastete, Exponierte und exponiert Gewesene) erfolgt terminmäßig (Terminkalender!) durch die Fürsorgeärzte (Fachärzte!), die den Kranken über seinen Zustand und sein Verhalten belehren und seine Behandlung und etwaige Anstaltsaufnahme regeln.

Zu 5. Für die geschlossene Fürsorge gilt als Richtschnur der Zweck der Anstaltsbehandlung. Geschlossene Lungentuberkulose bedingt nur konservative Allgemeinbehandlung, erfordert nicht den großen und kostspieligen hygienischen Apparat der großen Heilstätten und Tuberkulosekrankenhäuser, sondern kann mit einfacheren Einrichtungen das Ziel erreichen. Besserungsfähige offene Lungentuberkulose erfordert immer Kollapsbehandlung in Form der kleinen oder großen Chirurgie, doch entscheidet erst die klinische Beobachtung und die Einleitung der Behandlung, mit welchen operativen Eingriffen das Ziel der Heilung zu erreichen ist. Die Hospitalisierung, die den hilflosen Kranken versorgen will, erfolgt in den Tuberkuloseabteilungen allgemeiner Krankenhäuser, während die Asylierung wegen Gefährdung der Umgebung zwar den großen Apparat für operative Behandlung nicht erfordert, aber immer hygienisch einwandfreie Einrichtungen nötig macht. Kinder und Kranke mit extrapulmonaler Tuberkulose gehören immer in Spezialanstalten oder Spezialabteilungen von Tuberkulosekrankenhäusern; auch müssen bei ihrer Behandlung die Kinderärzte für die unterschiedlichen Belange ein gewichtiges Wort mitsprechen können.

Wie soll nun der behandelnde praktische Arzt und auch der Facharzt in diese Vielfältigkeit der Aufgabe sich selbst einschalten? Die

Suche nach der unbekannten Tuberkulose und die frühzeitige Erfassung der Tuberkulösen kann er bestens unterstützen, indem er alle verdächtigen Befunde der Fürsorge meldet und die Kranken zur Vorstellung bei der Stelle ermahnt; gleiches gilt für die Erstellung einer möglichst lückenlosen Morbiditätsstatistik und für die Überwachung der Kranken und der Gefährdeten. Für die Sanierung der Infektionsquellen kann er aus seiner Kenntnis des Verhaltens des Kranken und dessen Lebensgewohnheiten und Familie die besten Vorschläge machen und ebenso müßte er nach der Persönlichkeit des Kranken am besten beurteilen können, ob er zu seiner Wiederherstellung in einen freien Kurort oder zur Überwachung seiner Kurdurchführung in eine Heilanstalt und in welche Heilanstalt überwiesen werden sollte.

Die Fürsorge ihrerseits hat das größte Interesse daran, mit den Ärzten ihres Bereichs auf bestem Fuß zu stehen, da sie nur mit deren Hilfe ihr Ziel erreichen kann. Sie muß vermeiden, den behandelnden Arzt zu übergehen, einen Kranken zu beraten, ohne gleichzeitig seinem Arzt fachärztliche Auskunft über ihren Befund zu geben und seine Stellungnahme zu ihren Vorschlägen für die Behandlung zu erbitten. Sie ist nicht dazu da, den Arzt zu kritisieren oder außer der Meldung der Tuberkuloseerkrankung Anforderungen an ihn zu stellen, sondern sie soll seine schwere und oft so undankbare Arbeit an vielen unglücklichen Kranken aufs beste und freundlichste unterstützen, etwaige Ablehnungen sachlich begründen und immer zu seiner Verfügung sein.

Sachverzeichnis.